Dorothee Stuth
Ulrike Gonder

KetoKüche für Einsteiger: Rezepte & Kraftshakes

50 ketogene Rezepte, die schmecken.

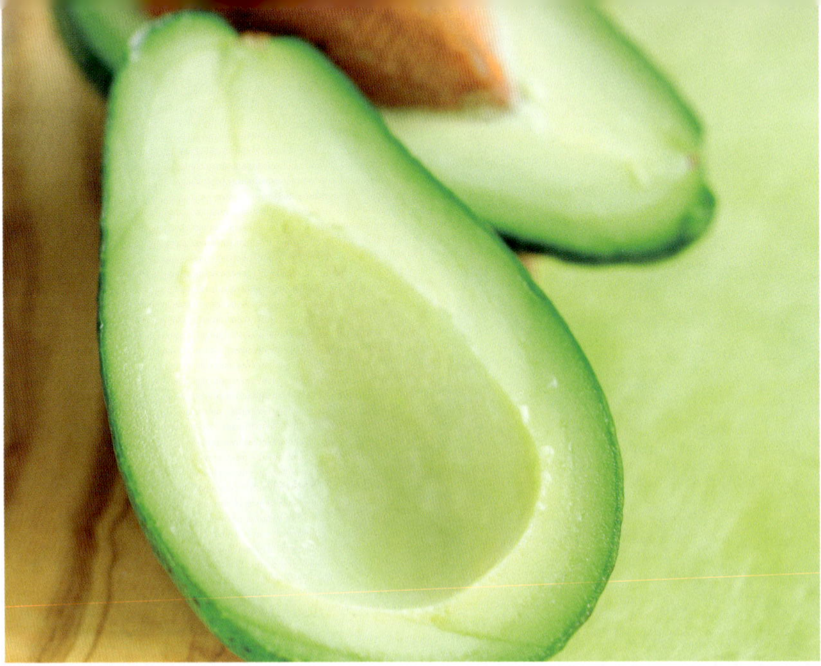

Inhalt

Rezeptverzeichnis

Vorwort

Als wir 2007 an der Würzburger Uniklinik begannen, uns mit der ketogenen Diät zu beschäftigen, kamen immer wieder Fragen auf wie »Was kann man denn da überhaupt essen?« und »Ist das den Patienten wirklich zuzumuten?«. Kein Wunder, denn über die ebenfalls ketogene Atkins-Diät kursierte meist das Klischee von »riesigen Fleischbergen«, und epilepsiekranke Kinder bekommen oft eine extrem fetthaltige ketogene Pulverdiät, die jenseits des »Breialters« wenig attraktiv wirkt.

Doch nachdem wir in Internetforen gestöbert und viele Rückmeldungen von Patienten erhalten hatten, stellten wir erfreut und erstaunt fest, dass sich viele herkömmliche Rezepte, bis hin zur klassischen Schwarzwälder Kirschtorte, ketogen abwandeln lassen. In ausgedehnten eigenen Küchenexperimenten wurde uns immer klarer, dass diese Ernährung keineswegs nur »Verzicht« oder eine »starke Einschränkung« darstellen muss. Genau das wird allerdings immer noch gerne als Gegenargument vorgebracht. Doch eine ketogene Ernährung kann unserer Erfahrung nach die Lebensmittelauswahl sogar wieder bunter und abwechslungsreicher machen: Weil man sich wieder mehr mit seinem täglichen Essen beschäftigt, anstatt einfach einen Döner oder ein süßes Teilchen »to go« in sich hineinzustopfen.

Gute und einfach nachzukochende Rezepte sind dennoch eine Kunst für sich. Daher bin ich den beiden Autorinnen sehr dankbar, dass sie sich mit einem Einsteigerbuch in die KetoKüche dieser Aufgabe angenommen haben. Alle, die es mit einer ketogenen Diät versuchen wollen, finden hier eine sehr gute Basis, um die Frage »Was esse ich denn da?« geschmackvoll und alltagstauglich zu lösen.

Ich hoffe sehr, dass dieses Büchlein dazu beiträgt, diese für so viele Erkrankungen unserer Gesellschaft hilfreiche Ernährungsform künftig besser bekannt zu machen. Dann lautet die häufigste Frage vielleicht bald: »Welches der vielen leckeren Gerichte gönne ich mir heute?« In diesem Sinne viel Spaß bei den eigenen »KetoKüchen-Experimenten« und guten Appetit!

Apl. Prof. Dr. Ulrike Kämmerer

Biologin im Forschungslabor der Frauenklinik Würzburg
Würzburg, im Juni 2013

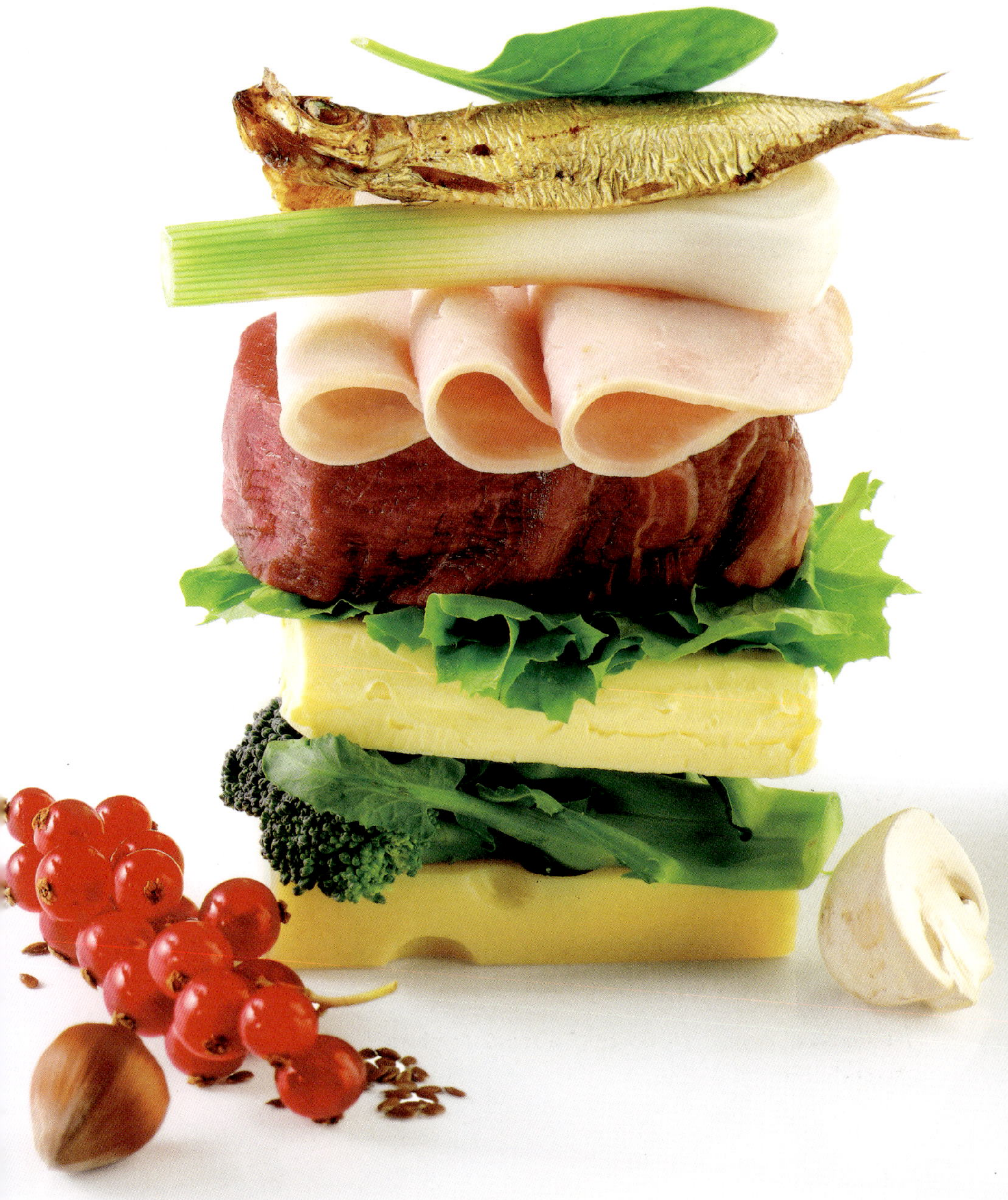

Ein Lob auf das Fett – oder: Was bedeutet ketogen?

In diesem Buch geht es um eine besondere Art und Weise zu essen, es geht um die ketogene Ernährung. Sich ketogen zu ernähren bedeutet, viel Fett und sehr wenige Kohlenhydrate zu essen, damit der Körper Ketone bilden kann. Aus Ketonen gewinnen unsere Körper- und Hirnzellen Energie und sie schützen und unterstützen die Gesundheit auf vielfältige Weise.

Zwei Dinge sind entscheidend:

- **Um Ketone zu bilden, braucht der Körper viel Fett!**
  Deswegen sollten mindestens 70 Prozent der täglichen Kalorien aus Fetten, Ölen und fettreichen Lebensmitteln wie Sahne, Speck und Nüssen stammen.
- **Kohlenhydrate – also Stärke und Zucker – stören ihn dabei.**
  Deswegen sollte der Verzehr an Kohlenhydraten (KH) auf 20 bis maximal 50 Gramm täglich begrenzt werden.

Aber bitte mit Sahne

Ohne Fett keine ketogene Ernährung! Es ist der häufigste Fehler, der bei der Umstellung gemacht wird: Man schraubt nur die Kohlenhydrate herunter, verzichtet auf Brot, Nudeln, Kuchen und Reis – und wird nicht satt, sondern schlecht gelaunt. Das ist auch kein Wunder, wenn weiterhin nur Magerjoghurt, Hühnerbrust ohne Haut und fettfreie Saucen auf dem Speiseplan stehen: Ohne Fett kann die Leber nun mal keine Ketone bilden. Bei einer ketogenen Kost dürfen Sie also nicht nur reichlich Fett essen, es ist sogar Pflicht.

Ist das gesund? Ja, solange Sie die Kohlenhydrate drastisch reduzieren und durch Gemüse, Blattsalate, Gewürze und Kräuter genügend Vitamine, Mineralien und sonstige nützliche Pflanzenstoffe essen. Dann brauchen Sie weder Butter, Sahne, Nüsse noch das Cholesterin in Fleisch und Eiern zu fürchten. Im Gegenteil, all das wird Ihnen gut tun. Außerdem sollten Sie reichlich trinken und nicht mit Salz sparen (siehe Seite 116). Falls Sie sich nicht sicher sind, ob eine ketogene Ernährung für Sie geeignet ist, sprechen Sie vorab mit Ihrem Arzt oder Ernährungstherapeuten.

Wichtig! Wer sich ketogen ernährt, befindet sich in der Ketose. Dieser Zustand ist normal, natürlich und gesund. Die Ketose darf nicht mit der lebensbedrohlichen Ketoazidose verwechselt werden! Dieser entscheidende Unterschied ist auch vielen Ärzten nicht bewusst.

ZWEI BEISPIELE FÜR DIE NÄHRSTOFFVERTEILUNG BEI KETOGENER KOST:

Bei einem Kalorienverbrauch von	2.000 kcal	2.400 kcal
entsprechen 70 % der Kalorien	1.400 kcal	1.680 kcal
das sind Fett (1 g Fett = 9 kcal)	156 g	187 g

Für eine ausreichende Eiweißversorgung sollten etwa 1,2 bis 1,4 g Eiweiß pro kg Körpergewicht aufgenommen werden, also zum Beispiel bei 70 kg Gewicht täglich etwa 84 bis 98 g Eiweiß.

Das entspricht (1 g Eiweiß = 4 kcal) 336 bis 392 kcal oder rund der täglichen Kalorien.	17–20 %	14–16 %
20 bis 50 g Kohlenhydrate täglich bringen es (1 g = 4 kcal) auf 80 bis 200 kcal bzw. der täglichen Kalorien.	4–10 %	3,3–8,3 %

Somit setzen sich die Kalorien bei einer ketogenen Kost aus etwa 70 Prozent Fett, rund 20 Prozent Eiweiß und bis zu 10 Prozent Kohlenhydraten zusammen.

- ***Beim Abnehmen mit ketogener Diät sinkt die Kalorienaufnahme (siehe Seite 16). Dadurch verschieben sich auch die oben genannten Relationen: Der Eiweißanteil kann auf über 30 Prozent der Kalorien ansteigen und der Fettanteil kann auf unter 60 Prozent der Kalorien sinken. Die »restlichen« Fette für die Ketose kommen beim Abnehmen aus den Fettspeichern des Körpers.***
- ***Fleisch und Fisch müssen nicht sein. Auch als Vegetarier, der Eier und/oder Milchprodukte verzehrt, kann man sich gut ketogen ernähren.***
- ***Eine ketogene Ernährung bedeutet keineswegs nur Verzicht: Auf der folgenden Doppelseite sehen Sie exemplarisch, was Sie alles essen können, bis Sie die Kohlenhydratmenge eines einzigen normalen Marmeladenbrötchens erreicht haben.***

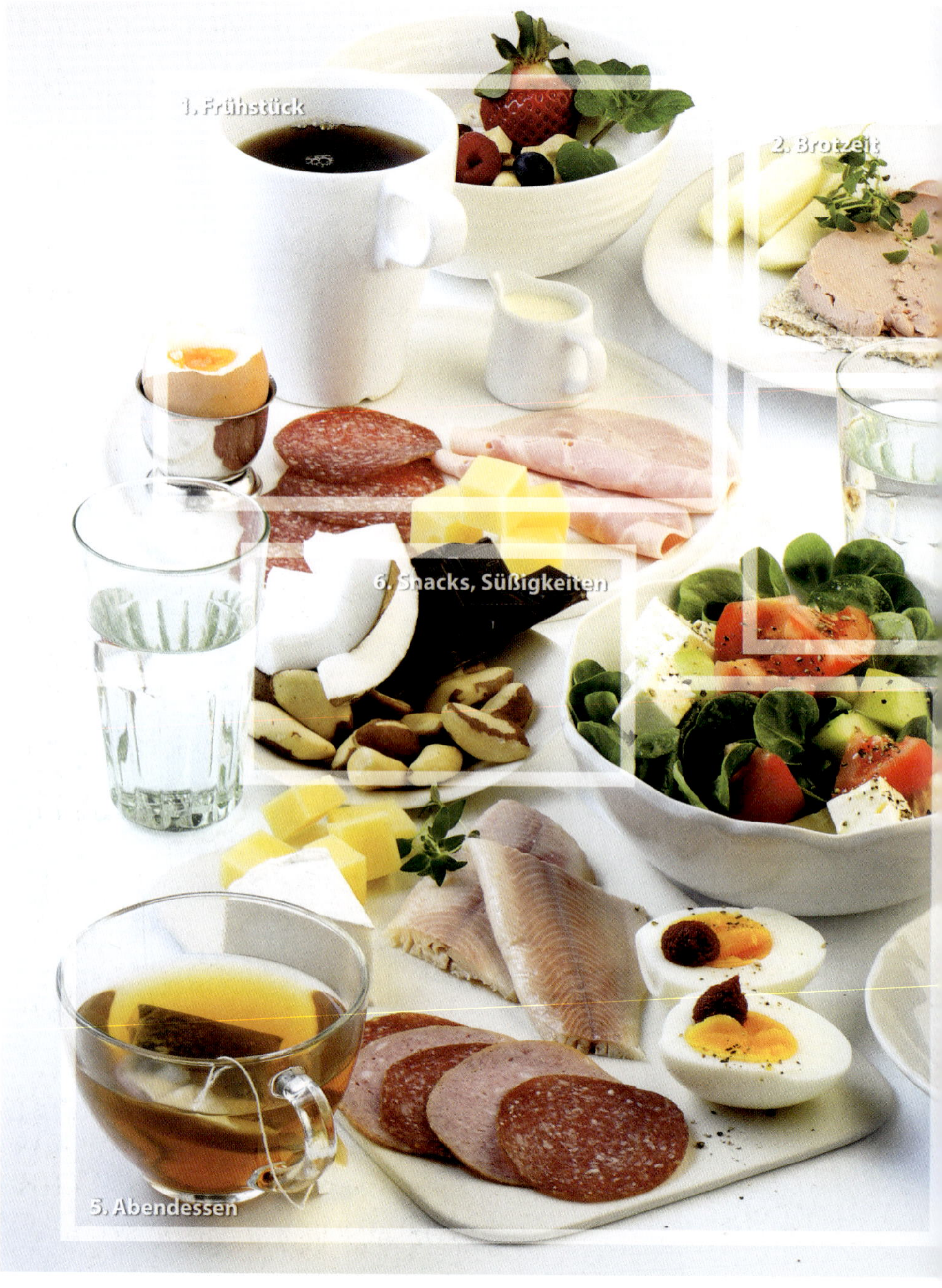
1. Frühstück
2. Brotzeit
6. Snacks, Süßigkeiten
5. Abendessen

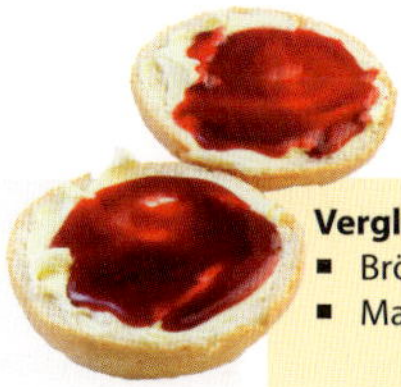

Vergleichswert: 1 Brötchen mit Butter und Marmelade

▪ Brötchen	33,0 g KH
▪ Marmelade (20 g)	13,0 g KH
	Summe: 46,0 g KH

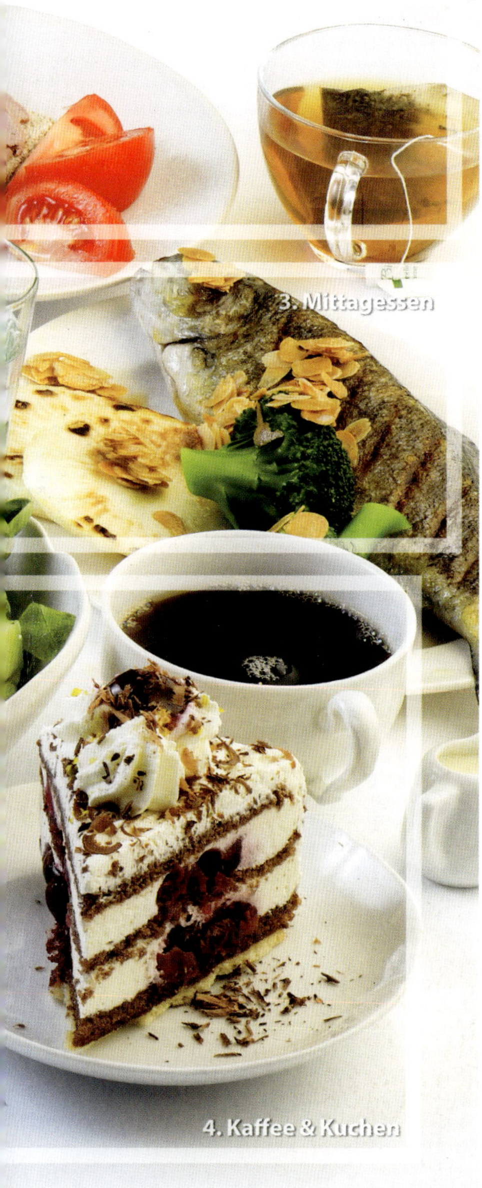

1. Frühstück

▪ 1 gekochtes Ei	0,4 g KH
▪ 150 g Sahnejoghurt	5,3 g KH
▪ 25 g gemischte Beeren	3,5 g KH
▪ 20 g gehackte Nüsse	1,0 g KH
▪ 30 ml Sahne (zum Kaffee)	1,0 g KH
▪ Käsewürfel, Wurst (versch. Sorten)	0,0 g KH
▪ Kaffee (Pott)	0,0 g KH
	Summe: 11,2 g KH

2. Brotzeit

▪ 1 Scheibe Knäckebrot	2,0 g KH
▪ dick mit Butter und Leberwurst bestrichen	0,0 g KH
▪ ½ Tomate (40 g)	1,3 g KH
▪ ¼ Kohlrabi (50 g)	1,8 g KH
▪ Tee (Pott)	0,0 g KH
	Summe: 5,1 g KH

3. Mittagessen

▪ 100 g Brokkoli, gedünstet	2,0 g KH
▪ 2 Scheiben Sellerie, gebraten (100 g)	2,3 g KH
▪ 1 gegrillte Forelle	0,0 g KH
▪ 50 g Mandelblättchen, in Butter geröstet	1,8 g KH
▪ 1 großes Glas Wasser	0,0 g KH
	Summe: 6,1 g KH

4. Kaffee & Kuchen

▪ 1 Stück Schwarzwälder Kirschtorte*	6,5 g KH
▪ 30 ml Sahne (zum Kaffee)	1,0 g KH
▪ Kaffee (Pott)	0,0 g KH
	Summe: 7,5 g KH

5. Abendessen

▪ 100 g Feldsalat	0,7 g KH
▪ ½ Tomate	1,3 g KH
▪ 100 g Gurke	1,8 g KH
▪ 100 g Feta	1,0 g KH
▪ Wurst, Forellenfilet, versch. Käse, 1 gek. Ei	0,4 g KH
▪ Tee /Wasser	0,0 g KH
	Summe: 5,2 g KH

6. Snacks, Süßigkeiten

▪ 2 Rippen dunkle Schokolade (85 %)	6,0 g KH
▪ 50 g Paranüsse	1,8 g KH
▪ 1 Stück Kokosnuss (50 g)	2,4 g KH
	Summe: 10,2 g KH

Gesamtsumme Positionen 1 bis 6: 45,3 g KH

* aus »Rezepte zur Unterstützung einer ketogenen Ernährung für Krebspatienten.«, systemed Verlag.

Einschleichen

Die Umstellung auf eine ketogene Ernährung ist in den ersten Tagen nicht immer leicht, und sie kann bis zu zwei Wochen dauern. Ähnlich wie beim Fasten kann es anfangs zu Hunger, Kopfschmerzen oder Heißhunger auf Süßes kommen. Dies trifft meist Menschen, die zuvor sehr zucker- und stärkelastig gegessen und getrunken haben. Ihr Körper muss sich stärker umstellen, als der von Menschen, die ohnehin lieber mehr Butter und Käse auf einer dünnen Brotscheibe mögen. Deren Körper ist bereits gut an die Verwertung von Fetten gewöhnt. Am besten ist, Sie schleichen sich innerhalb einer Woche in die ketogene Kost ein.

Ideal für den Einstieg ist ein fett- und eiweißreiches, kohlenhydratarmes Frühstück, zum Beispiel ein Omelett aus Eiern und Gemüse ohne Mehl oder ein »Ketüsli«, ein ketogenes Müsli ohne Haferflocken. Im Lauf der Woche reduzieren Sie Ihre Brot-, Nudel-, Reis-, Kuchen-, Süßigkeiten- und Obstportionen immer weiter. Unterhalb von 50 Gramm Kohlenhydraten täglich erreichen Sie dann den Zustand der Ketose.

Maximal 20 bis 50 Gramm Kohlenhydrate

Nach dem Verzehr von Brot, Limo, Kuchen oder anderen kohlenhydratreichen Lebensmitteln steigt der Blutzuckerspiegel an und die Bauchspeicheldrüse schüttet Insulin aus, um den Zucker zu verwerten. Dieses lebenswichtige Hormon erfüllt viele weitere Aufgaben – es unterbindet jedoch auch die Ketonbildung. Deswegen strebt man bei einer ketogenen Ernährung niedrige Blutzucker- und Insulinspiegel an, indem nur sehr wenige Kohlenhydrate gegessen werden.

Manche Menschen müssen die Kohlenhydrate bis auf 20 Gramm täglich reduzieren, um in die Ketose zu gelangen und dort zu bleiben. Jeder Mensch hat also seine persönliche »Ketoseschwelle«. Der Lohn der Mühe: Sobald sich der Körper umgestellt hat, geht es den meisten Menschen bei ketogener Kost sehr gut, sie fühlen sich leistungsfähig, wach und munter.

Für Körper und Geist – oder: Was kann eine ketogene Kost?

Die Energiegewinnung aus Ketonen ist ein uralter, völlig natürlicher Vorgang, der uns beispielsweise nachts, wenn wir schlafen, sowie in Hunger- und Fastenzeiten das Leben rettet. Unser Körper braucht 24 Stunden Energie – vor allem die empfindlichen Zellen des Gehirns sind rund um die Uhr auf eine kontinuierliche Energiezufuhr angewiesen. Wenn wir nicht essen können oder wenn es nichts zu essen gibt, geht der Körper an seine Reserven, die genau dafür angelegt wurden: Herz, Leber und Muskeln können wunderbar Fett verbrennen, von dem selbst schlanke Menschen mehrere Kilo gespeichert haben. Doch das Gehirn braucht erst einmal Zucker, denn die meisten Fette können nicht schnell genug zu den Hirnzellen vordringen. Deswegen werden die Zuckerreserven (Glykogen) in der Leber abgebaut, um die Gehirnzellen mit Energie zu versorgen. Sind sie aufgebraucht, geht der Körper zunächst an seine Eiweißreserven, das heißt, er »verzuckert« seine Muskeln und andere Organe. Das ist jedoch gefährlich, denn die Organe sind lebenswichtig. Um sie zu erhalten, beginnt die Leber beim Fasten innerhalb weniger Tage damit, aus Fettbausteinen Ketone zu fabrizieren. Sie können – außer in der Leber – praktisch überall im Körper zur Energieversorgung verwendet werden. Und sie können wie Zucker leicht ins Gehirn gelangen. Über den Umweg der Ketone kann so auch das Gehirn Fette besser als »Treibstoff« nutzen.

Ketone: Supertreibstoff und Schutzschild

Die Ketone sind nicht irgendein schlechter Ersatztreibstoff. Im Gegenteil, sie wurden von Wissenschaftlern sogar als »Supertreibstoff« bezeichnet, denn sie »verbrennen« sauberer und rückstandsärmer als Zucker. Davon profitieren die Zellen in vielfältiger Weise. Ketone können nicht nur Energie liefern, sie schützen die Zellen auch vor schädlichen Einflüssen, beispielsweise vor oxidativem Stress und Entzündungsvorgängen.

Bei der ketogenen Ernährung macht man sich diese positiven Eigenschaften der Ketone zunutze, ohne dass gefastet werden muss – es wäre ohnehin kein Dauerzustand. Das Prinzip: Man isst deutlich mehr Fett, ausreichend (aber nicht zu viel) Eiweiß und sehr wenige Kohlenhydrate. Das Fett wird entweder von den Körperzellen direkt verwertet oder von der Leber in Ketone umgewandelt. Das Eiweiß erhält die Muskulatur. Und der weitgehende Verzicht auf Kohlenhydrate sorgt dafür, dass die Ketonbildung in der Leber nicht gestört wird.

Eine ketogene Ernährung weicht deutlich von dem ab, was »normalerweise« gegessen wird. Daher werden sie wohl nur wenige einfach so, aus Neugierde ausprobieren – obwohl im Prinzip nichts dagegenspricht (Ausnahmen siehe Seite 18). Es gibt jedoch Situationen, in denen eine ketogene Kost ganz besonders hilfreich sein kann: bei Epilepsie, bei Krebserkrankungen, zum Abnehmen und zum Erhalt der geistigen Leistungsfähigkeit.

Heilmittel bei Epilepsie

Seit fast 100 Jahren werden ketogene Diäten sehr erfolgreich zur Behandlung von Epilepsien eingesetzt – vor allem bei Kindern. In der Ketose nehmen die Anfälle oft dramatisch ab, manchmal verschwinden sie sogar ganz. Hier wird eindrucksvoll deutlich, dass Ketone in der Lage sind, das Gehirn zu schützen und mit ausreichend Energie zu versorgen. Die Diät muss allerdings sehr genau berechnet werden und sollte nur unter ärztlicher Aufsicht durchgeführt werden. Es gibt inzwischen eine Fülle an Fachinformationen sowie spezielle Bücher und Kochbücher, deren Rezepturen jedoch meist für Kleinkinder konzipiert sind. Betroffene können sich in vielen Kinderkliniken, in Epilepsiezentren sowie im Internet über die ketogene Diät informieren.

Kampf dem Krebs

Krebszellen bevorzugen Zucker als Treibstoff und als Baustoff für immer neue Krebszellen. Über perfide Signalwege sorgen sie dafür, dass gesunde Körperzellen den Zucker schlechter verwerten können. Hier bietet die fett- und eiweißreiche, kohlenhydratarme ketogene Ernährung viele Vorteile: Sie liefert den Krebszellen möglichst wenig Zucker und stellt den gesunden Körperzellen gleichzeitig genügend Fette und Ketone zur Verfügung, die wiederum von den Krebszellen kaum genutzt werden können. Eine gute Eiweißversorgung (etwa 1,4 Gramm pro Kilogramm Körpergewicht) unterstützt zudem das Immunsystem, fördert die Wundheilung und hilft, die Muskelmasse zu erhalten oder wiederherzustellen.

Heilen kann die ketogene Ernährung nicht, sie bewirkt auch keine Wunder, doch sie kann den Körper im Kampf gegen den Krebs optimal unterstützen und die Krebszellen wieder sensibel für die Therapien machen, sodass sie besser wirken können. Es gibt zudem Hinweise darauf, dass Patienten eine Chemotherapie unter ketogener Ernährung besser vertragen. Ganz besonders wichtig ist auch, dass die ketogene Kost dabei hilft, wertvolle Muskelmasse zu erhalten und unerwünschte Gewichtsverluste zu vermeiden. Patienten berichten zudem über weniger Müdigkeit und mehr Lebensqualität.

WELCHE FETTE?

Auch bei einer ketogenen Ernährung kommt es auf eine gute Fettqualität an. Die üblichen Klischees, wonach tierische oder gesättigte Fette »schlecht« und alle pflanzlichen Fette »gut« sind, sind hier jedoch besonders fehl am Platz.

Ungesund sind überhitzte und (teil-)gehärtete Fette wie sie in Frittiertem und in vielen Fertiggerichten vorkommen. Sie sollten daher gemieden werden. Auch Lebensmittel, die viele Omega-6-Fettsäuren enthalten, sind ungünstig. Das betrifft vor allem Sonnenblumen-, Traubenkern-, Distel- und Maiskeimöl sowie daraus hergestellte Margarinen und Speisen. Auch sie werden daher nicht empfohlen.

Ideal sind gesättigte Fette, wie sie zum Beispiel in Fleischfett, Milchfett (Butter, Sahne, Mascarpone, Käse) und Kokosöl (natives hochwertiges Kokosfett, Kokosnuss, Kokosmilch) vorkommen. Sie sind nicht nur gute und unempfindliche Energielieferanten: Milchfett und Kokosöl liefern zudem sogenannte mittelkettige Fettsäuren (MCTs), die der Körper bevorzugt in Ketone umwandelt.

Ideal sind außerdem Öle und fetthaltige Lebensmittel, die reich an Omega-3-Fettsäuren sind. Dazu gehören: fette Fische (zum Beispiel Hering, Makrele, Lachs), Walnüsse, Hanfnüsse, Lein-, Walnuss-, Hanf- oder Rapsöl sowie daraus hergestellte Margarinen und Gerichte. Das Fett von Tieren aus Weidehaltung weist eine günstigere Omega-3-Bilanz auf als bei konventioneller Getreidemast.

Natives Olivenöl sowie andere Öle mit vielen einfach ungesättigten Fettsäuren sind ebenfalls gut geeignet. Dazu gehören zum Beispiel Mandelöl und Macadamianussöl, die geschmacklich auch sehr gut zu Süßspeisen passen.

▸▸ ***Falls Sie Probleme haben, in der Ketose zu bleiben, weil es Ihren Gerichten noch an Fett fehlt: Stellen Sie wie beim Italiener eine Ölflasche auf den Tisch, um bei Bedarf noch einen oder zwei Esslöffel Öl über die Gerichte zu geben.***

Die KetoPyramide

Für eine ketogene Ernährung mit 20 bis 50 g Kohlenhydraten pro Tag

Mittlere Kohlenhydratmengen (ca. 10 g/100 g)
Nur in geringer Menge geeignet, Portionen berechnen

Mäßige Kohlenhydratmengen (ca. 3–7 g/100 g)
In begrenzter Menge geeignet, Portionen berechnen

Eiweiß- und fettreich, praktisch kohlenhydratfrei
Für jede Mahlzeit geeignet, bei großen Mengen Eiweiß berechnen

Sehr kohlenhydratarm (< 3 g/100 g) und/oder sehr fettreich
Für jede Mahlzeit geeignet

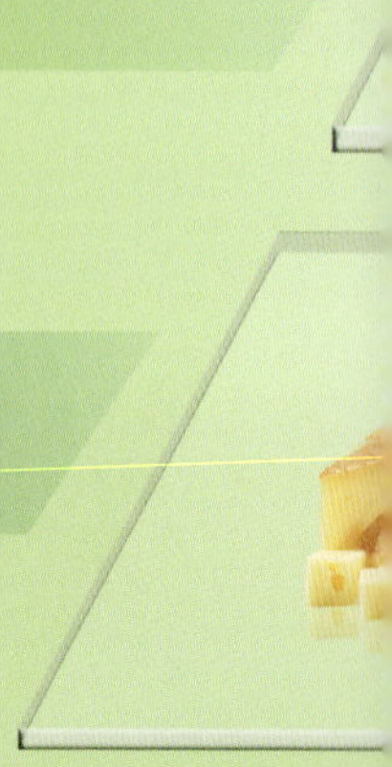

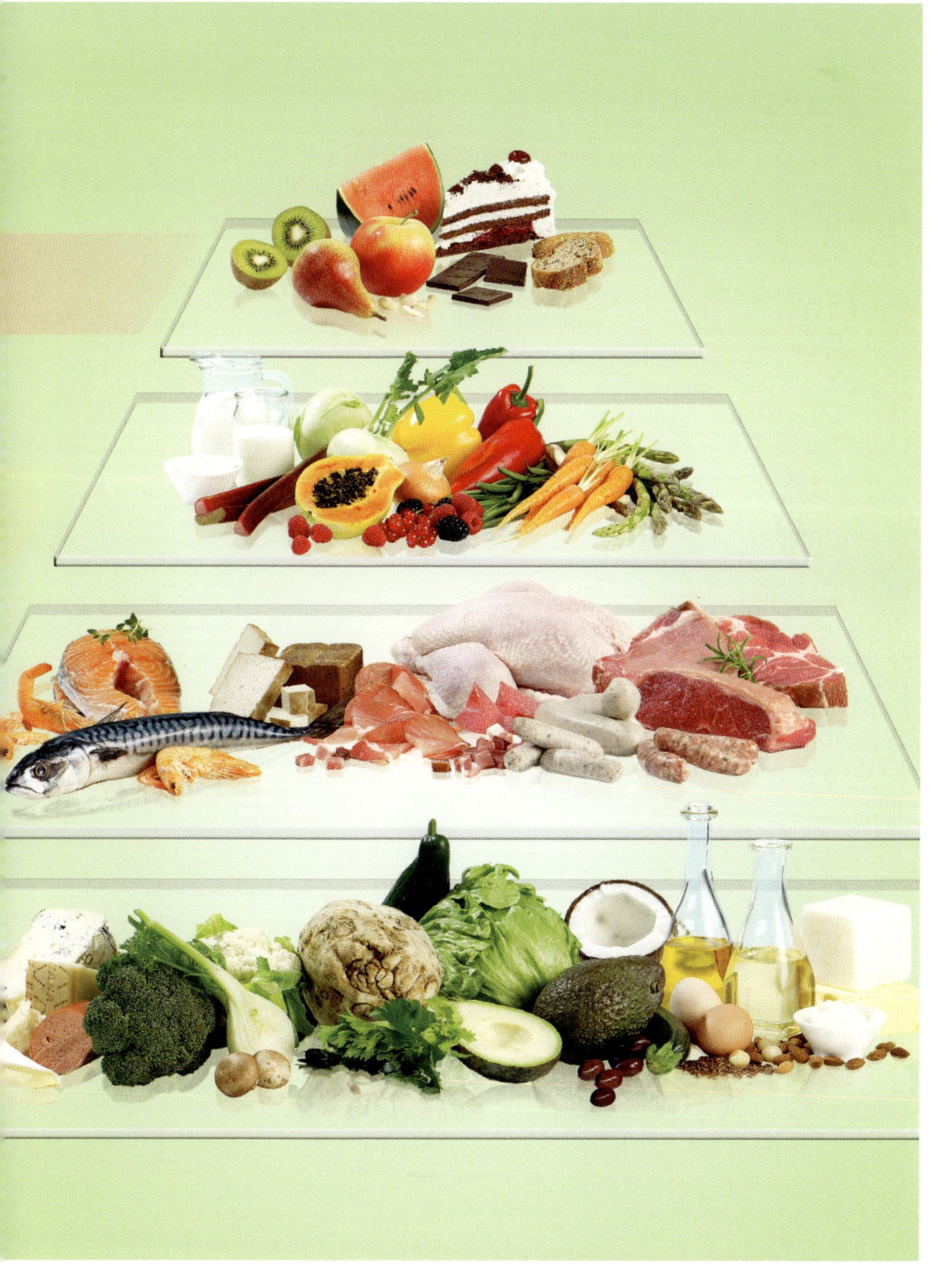

Ketose zum Abnehmen

Eine der wirksamsten und lange Zeit umstrittensten Diäten zur Gewichtsreduktion ist die Atkins-Diät. Entwickelt hatte sie der amerikanische Kardiologe Dr. Robert Atkins in den frühen 1970er-Jahren. Die ersten beiden Wochen sind streng ketogen (maximal 20 Gramm Kohlenhydrate täglich), danach kann die Kohlenhydratmenge vorsichtig (wöchentlich um fünf Gramm) bis zur individuellen Ketoseschwelle gesteigert werden.

Neben der Atkins-Diät gibt es viele Varianten ketogener Diäten, die inzwischen in wissenschaftlichen Studien sehr gut untersucht sind. Neben den raschen Gewichts- und vor allem Körperfettverlusten wurde darin bestätigt, was schon Atkins bei vielen seiner Patienten bemerkt hatte: Unter einer streng kohlenhydratarmen, fettreichen Ernährung verbessern sich viele Risikofaktoren für Herz-Kreislauf-Erkrankungen wie zum Beispiel erhöhte Blutfette (Triglyzeride) und niedrige HDL-Cholesterinwerte sowie Entzündungen und ein gestörter Zuckerstoffwechsel. Auch bleibt die Muskelmasse besser erhalten, wenn kohlenhydratarm, fett- und eiweißreich gegessen wird. Werden die Kohlenhydrate weitgehend weggelassen, sinken die Blutzucker- und Insulinwerte ab und sie schwanken nicht mehr so stark wie zuvor. Dies führt bei Übergewichtigen dazu, dass insbesondere der Heißhunger auf Süßes und Stärkereiches deutlich nachlässt und dass sich die Hunger- und Appetitregulation insgesamt verbessert. Auch die Ketone selbst tragen zur Sättigung bei, sodass »automatisch« weniger gegessen wird.

Beim Abnehmen ist es langfristig auch wichtig, genug Eiweiß (mindestens ein Gramm pro Kilogramm Körpergewicht) sowie kohlenhydratarme, voluminöse Gemüse, Pilze und Salate zu essen, die den Magen mit wenig Kalorien füllen. Auch das trägt dazu bei, mit deutlich weniger Kalorien satt zu werden. Der niedrige Insulinspiegel sorgt zudem dafür, dass der Körper überschüssiges Fett leichter abbauen kann. Doch wie kann es sein, dass ein und dieselbe Kostform das Abnehmen bei Krebspatienten verhindert, bei Übergewichtigen jedoch fördert? Bei ketogenen Abspeckdiäten kommt ein großer Teil des Fettes für die Ketose aus den körpereigenen Depots. Damit Krebspatienten nicht abnehmen, müssen sie entsprechend mehr Fett essen und so auch die Kalorienzufuhr steigern.

Auch viele Kraft- und Ausdauersportler ernähren sich ketogen und kommen damit (nach einer Phase der Umstellung) prima zurecht. Allerdings benötigen sie vor, während und nach Wettkämpfen deutlich mehr Kohlenhydrate. Diese sportspezifischen Unterbrechungen der Ketose werden zum Abnehmen, insbesondere aber für Krebspatienten, nicht empfohlen.

Ketone gegen das Vergessen

Vor einer Demenz wie etwa der Alzheimererkrankung fürchten sich viele Menschen, und das nicht ganz ohne Grund. Denn mit zunehmendem Alter steigt das Risiko, dement zu werden, und es gibt bis heute keine wirklich heilsamen Medikamente gegen das allmähliche Vergessen und den Verlust der Persönlichkeit. Und doch sind Demenzen kein unausweichliches Schicksal: Wir wissen heute, dass ein gesunder Lebensstil dazu beitragen kann, bis ins hohe Alter auch geistig fit zu bleiben. Dazu gehört alles, was die Blutgefäße gesund hält, wie nicht zu rauchen, sich körperlich zu bewegen, eine gute, nährstoffreiche Ernährung und offenbar auch ein regelmäßiger, mäßiger Alkoholkonsum. Auch das Eingebundensein in (echte) soziale Netzwerke und das Benutzen der grauen Zellen helfen, diese gesund zu erhalten.

Den Demenzforschern fiel außerdem auf, dass es schon sehr früh im Krankheitsverlauf zu Störungen im Zucker- und Insulinstoffwechsel des Gehirns kommt. Infolgedessen werden die Hirnzellen nicht mehr gleichmäßig mit Energie versorgt. Früher oder später kommt es zu Funktionsausfällen, und irgendwann gehen die Zellen zugrunde. Ketone können zerstörte Hirnzellen natürlich nicht wiederherstellen. Doch sie können die vorhandenen Gehirnzellen unabhängig vom Zucker- und Insulinstoffwechsel optimal mit Energie versorgen. Zudem schützen sie die Nervenzellen vor Entzündungen und vor den Angriffen aggressiver freier Radikale. Ketone können die Bildung neuer Hirnzellen anregen, und in einer kleinen Studie erwiesen sie sich bereits als hilfreich in frühen Stadien der Demenz. Auch wenn es in diesem Bereich noch an großen Studien fehlt, so sprechen alle diese Argumente dafür, dem alternden Gehirn stets auch ein paar Ketone zur Verfügung zu stellen. Wer nicht in der Lage ist, streng ketogen zu leben oder es nicht will, kann sich an der moderat kohlenhydratreduzierten LOGI-Ernährung (siehe Seite 19) orientieren und vermehrt Kokosöl in seinen Speiseplan einbauen. Dessen mittelkettige Fette (MCTs) kann die Leber leicht in Ketone umwandeln, weitgehend unabhängig davon, was ansonsten gegessen wird.

▸▸ ***Kokosöl besteht etwa zur Hälfte aus MCTs, die die Leber bevorzugt in Ketone umbaut. Es gibt im Handel auch MCT-haltige Ölmischungen, die sich für Salate und andere kalte Speisen leichter dosieren lassen, denn Kokosöl ist bei Zimmertemperatur fest. Außerdem werden reine MCT-Öle angeboten, die vom Körper sehr schnell in Ketone umgewandelt werden. Allerdings fallen die Ketonspiegel danach auch schnell wieder ab und es kann nach dem Verzehr von mehr als 50 Gramm MCT-Öl zu Verdauungsproblemen mit Durchfall kommen. Sinnvoller sind daher MCT-Ölmischungen und Kokosöl.***

Wer darf keine ketogene Diät einhalten?

Es gibt seltene Hormon- und Stoffwechselstörungen, bei denen der Körper entweder keine Ketone bilden oder sie nicht verwerten kann.

Dazu gehören:

- diverse Enzymdefekte in der Bereitstellung von Fettsäuren (z. B. Carnitin-Transporterdefekt)
- diverse Enzymdefekte in den Zellkraftwerken (Mitochondrien) (z. B. HMG-CoA-Synthasemangel)
- diverse Enzymdefekte bei der Zuckerneubildung in der Leber (z. B. Pyruvat-Carboxylasemangel)
- bestimmte Störungen der Bauchspeicheldrüse (Insulinom, Inselzellhyperplasie)

Wer davon betroffen ist, darf sich nicht ketogen ernähren. Auch bei Lebererkrankungen kann die Ketonbildung gestört sein. Meist sind diese Stoffwechseldefekte den Betroffenen bekannt. Wer unsicher ist, fragt am besten seinen Arzt. Auch wer an einer fortgeschrittenen Niereninsuffizienz leidet, sollte mit seinem Arzt sprechen, um die vertretbare Eiweiß-, Flüssigkeits- und Salzmenge festzulegen. In diesem Fall ist eine ketogene Kost möglich, sie muss jedoch noch fettreicher gestaltet und individuell angepasst werden. Auch seltene angeborenen Störungen der Cholesterinverwertung (zum Beispiel ApoE4-Polymorphismus) erfordern eine cholesterinarme Ernährung. In diesen Fällen sollte die ketogene Kost wenig tierische und dafür überwiegend pflanzliche Fette und Öle enthalten. Falls Sie sich nach mehreren Wochen mit einer ketogenen Ernährung nicht wohl fühlen, quälen Sie sich nicht! Lassen Sie sich ärztlich beraten und wägen Sie ab. Kommt die ketogene Kost für Sie nicht infrage, können Sie auf eine weniger stark kohlenhydratreduzierte Ernährung wie die LOGI-Methode umsteigen. Auch sie hält die Blutzucker- und Insulinwerte niedrig und versorgt den Körper mit allen wichtigen Nährstoffen.

Die LOGI-Methode

Bei der LOGI-Ernährung werden ebenfalls die Kohlenhydrate reduziert, jedoch nicht so stark wie bei einer ketogenen Kost. Das bedeutet, dass mehr Obst, Gemüse und Milchprodukte gegessen werden können sowie auch mäßige Mengen an Getreideprodukten und Süßem.

▸▸ ***Bei LOGI setzen sich die Kalorien aus jeweils 20 bis 30 Prozent Kohlenhydraten und Eiweiß und rund 50 Prozent Fett zusammen.***

Die LOGI-Pyramide

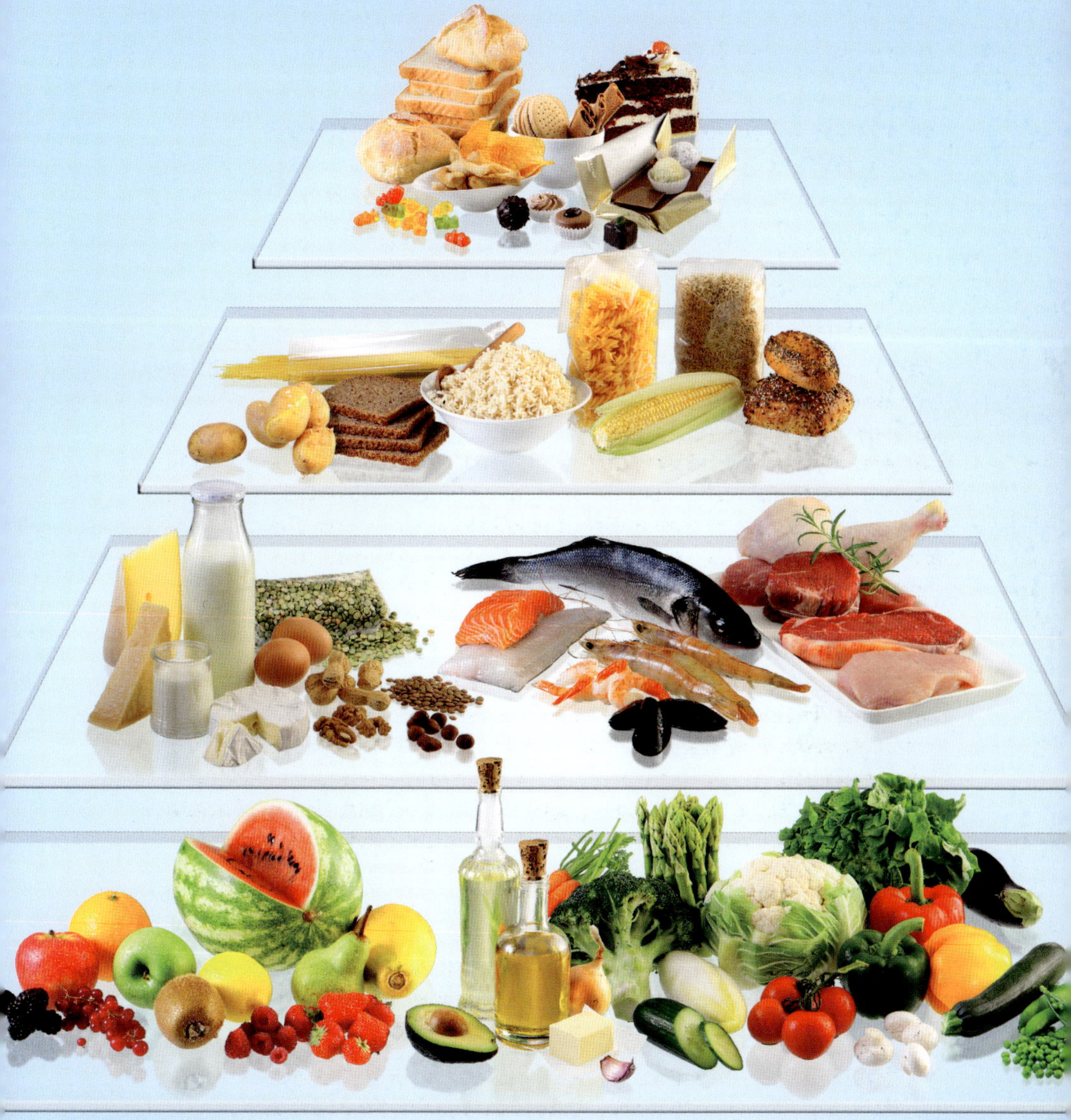

Lebensmittel: Sie haben die Wahl!

Die folgenden Übersichten helfen Ihnen bei der täglichen Lebensmittelauswahl.

Grün	bevorzugt essen, wo möglich in einer fettreichen Variante
Gelb	in Maßen essen
Orange	nur in geringer Menge essen
Rot	weglassen

PRAKTISCH KOHLENHYDRATFREIE LEBENSMITTEL

Fleisch	alle Sorten, z. B. Kalbfleisch, Lammfleisch, Rindfleisch, Schweinefleisch, idealerweise aus Weide-/Biohaltung
Wild	alle Sorten, z. B. Damhirsch, Hase, Hirsch, Kaninchen, Reh, Wildschwein
Geflügel	alle Sorten, z. B. Ente, Fasan, Gans, Huhn, Strauß, Truthahn/Pute
Wurstwaren	alle Sorten ohne Zusatz von Zucker/Kohlenhydraten (Packungsaufschrift beachten oder fragen!), z. B. Fleischwurst, gekochter Schinken, roher Schinken, Salami
Fisch	alle Sorten, z. B. Aal, Forelle, Hai, Heilbutt, Hering, Kabeljau, Karpfen, Lachs, Makrele, Rotbarsch, Sardine, Schellfisch, Seelachs, Seezunge, Thunfisch, Zander, idealerweise aus nachhaltiger Fischerei
Schalentiere	alle Sorten, z. B. Garnele, Hummer, Krebs
Weichtiere	alle Sorten, z. B. Austern, Muscheln, Schnecken, Tintenfisch
Eier	alle Sorten, z. B. Hühnerei, Wachtelei
Käse	alle Sorten, sofern nicht in der Tabelle »Milch, Milchprodukte und Sojaprodukte« auf Seite 23 aufgeführt, z. B. Bergkäse, Camembert Doppelrahmstufe, Edamer, Emmentaler, Gouda, Handkäse, Mozzarella, Parmesan, Roquefort, Schafskäse, Ziegenkäse …
Fette und Öle	Butter, Butterschmalz, natives Kokosöl/-fett, Olivenöl, Speck, Schweine- und Gänseschmalz und für die kalte Küche Omega-3-reiche native Pflanzenöle wie Raps-, Walnuss-, Hanf- oder Leinöl

Die individuelle Höchstmenge an Kohlenhydraten stets gleichmäßig über die Mahlzeiten des Tages verteilen. Das bedeutet meist: pro Mahlzeit nur fünf bis zehn Gramm Kohlenhydrate (KH).

Bei allen folgenden Lebensmitteln müssen die Kohlenhydrate berücksichtigt werden.

GEMÜSE

Verwertbare KH je 100 g verzehrfertiges Produkt	Lebensmittel	Empfohlene Höchstmenge pro Portion
Bis zu 3 g	Artischocke, Aubergine, Bambussprossen, Staudensellerie, Blumenkohl, Brokkoli, Chinakohl, Fenchel, Grünkohl, Gurken, Knollensellerie, Mangold, Paprika, Portulak, Radieschen, Rettich, Rhabarber, Sauerkraut, Schwarzwurzeln, Spargel, Spinat, Tomate, Wirsing, Zucchini	150 g
3,1–5 g	Bohnen (grün), Kohlrabi, Kürbis, Möhren (Karotten), Lauch (Porree), Rosenkohl, Rotkohl (Blaukraut), Topinambur, weiße Rüben, Weißkraut	100 g
5,1–7 g	Steckrübe, Petersilienwurzel	50 g
7,1–10 g	Rote Bete	40 g
10,1–13 g	Pastinake	30 g
Mehr als 13 g	Kartoffeln, Süßkartoffeln, Zuckermais	weglassen

SALATE, PILZE, KRÄUTER, SPROSSEN, HÜLSENFRÜCHTE

Verwertbare KH je 100 g verzehrfertiges Produkt	Lebensmittel	Empfohlene Höchstmenge pro Portion
Bis zu 2 g	Bohnensprossen, Eisbergsalat, Endiviensalat, Feldsalat, Kopfsalat, Oliven (grün und schwarz), Radicchio, Sauerampfer, Schnittlauch alle Pilze (außer Shiitakepilze, Trüffel)	250 g
2,1–4 g	Frühlingszwiebel, Gartenkresse, Löwenzahnblätter, Rucola	100 g
4,1–7 g	Zwiebel, Sojasprossen	50 g
7,1–10 g	Petersilie, Trüffel	40 g
10,1–13 g	Ingwer, Meerrettich, Shiitakepilze	30 g
Mehr als 13 g	Bohnen (Kerne, alle Sorten), Erbsen, Kichererbsen, Linsen	weglassen

GETREIDE

Verwertbare KH je 100 g verzehrfertiges Produkt	Lebensmittel	Empfohlene Höchstmenge pro Portion
Mehr als 50 g	Amaranth, Buchweizen, Gerste (Graupen), Grünkern (Dinkel), Hafer (Flocken), Hirse, Mais (Korn, Popcorn), Quinoa, Reis, Roggen, Weizen	komplett meiden

NÜSSE UND SAMEN

Verwertbare KH je 100 g verzehrfertiges Produkt	Lebensmittel	Empfohlene Höchstmenge pro Portion
Bis zu 5 g	Hanfnüsse, Kokosnuss, Leinsamen, Macadamianüsse, Mandeln, Mohnsamen, Paranüsse, Pekannüsse	100 g
5,1–10 g	Erdnüsse, Sojakerne	50 g
10,1–13 g	Haselnüsse, Sesamsamen, Sonnenblumenkerne, Walnüsse	30 g
Mehr als 13 g	Cashewkerne, Kastanien (Maronen), Kürbiskerne, Pinienkerne, Pistazienkerne	weglassen

OBST

Verwertbare KH je 100 g verzehrfertiges Produkt	Lebensmittel	Empfohlene Höchstmenge pro Portion
Bis zu 1 g	Avocado	unbegrenzt
Bis zu 7 g	Acerola, Brombeeren, Erdbeeren, Guave, Heidelbeeren, Himbeeren, Holunderbeeren, Johannisbeeren (rot, schwarz, weiß), Moosbeeren, Papaya, Preiselbeeren	50 g
7,1–10 g	Grapefruit, Kaktusfeige, Kiwi, Maulbeere, Passionsfrucht, Pfirsich, Wassermelone	40 g
10,1–13 g	Ananas, Apfel, Birne, Feige, Honigmelone, Kirschen (sauer), Mandarinen, Mango, Mispel, Nektarine, Pflaumen, Reineclaude	30 g
Mehr als 13 g	Bananen, Datteln, Ebereschenbeere, Granatapfel, Hagebutten, Kaki (Persimon), Kirschen (süß), Kumquat, Litschi, Mirabellen, Weintrauben alle Sorten von Trockenobst einschließlich Rosinen/Sultaninen alle Fruchtsäfte, Frucht-Smoothies usw.	weglassen

GETRÄNKE

Wenn Sie sich ketogen ernähren, sollten Sie auf eine ausreichende Flüssigkeitszufuhr achten, also täglich etwa 2 bis 3 Liter trinken. Als Faustregel gilt: 1 Liter pro 25 Kilogramm Körpergewicht. Ideal sind Wasser, Kräutertees und grüner Tee. Auch Erfrischungsgetränke mit 0 Kalorien (z.B. Cola light) und spezielle Sirupe mit 0 Prozent Zucker (z.B. von Teisseire, Routin oder Torani) enthalten keine oder fast keine Kohlenhydrate. Beachten Sie bitte auch, dass Kaffee und Früchtetees nicht kohlenhydratfrei sind: Sie enthalten zwischen 0,2 und 0,6 Gramm Kohlenhydrate pro 100 Milliliter.

MILCH, MILCHPRODUKTE UND SOJAPRODUKTE

Verwertbare KH je 100 g verzehrfertiges Produkt	Lebensmittel	Empfohlene Höchstmenge pro Portion
Bis zu 5 g	Buttermilch, Crème fraîche (40 %), Dickmilch, Frischkäse, Naturjoghurt (3,5 %), Kefir, Kochkäse, Kuhmilch (3,5 %), Mascarpone, Molke, Mozzarella, Schlagsahne (30 %), saure Sahne (10 %), Schafmilch, Schmand (24 %), Speisequark (alle Fettstufen), Tofu (Sojakäse), Ziegenmilch, Sojamilch	100 g
5,1–7 g	Hafermilch, Schmelzkäse, Stutenmilch	50 g
Mehr als 13 g	alle Milchprodukte mit Fruchtzubereitung, »Schokoladengeschmack«, »Vanille« und andere süße Geschmacksrichtungen	weglassen

In 100 Millilitern Vollmilch sind bis zu 4,8 Gramm und in 100 Millilitern entrahmter Milch sogar 5 Gramm Kohlenhydrate enthalten. Sie können sie durch Sahne (ca. 3,3 Gramm Kohlenhydrate pro 100 Milliliter) oder Sojamilch ersetzen. Die Kohlenhydratgehalte von Sojamilch variieren stark. Für die Rezepte in diesem Buch wurden zwei sehr kohlenhydratarme Produkte verwendet: Alpro Soya mit 0,2 Gramm und Provamel mit nur 0,1 Gramm Kohlenhydraten pro 100 g.

▸▸ ***Um den Geschmack der Sojamilch dem von Kuhmilch anzunähern, setzen Sie einfach etwas Sahne zu.***

Nach Erreichen einer stabilen Ketose kann auch mal ein Glas trockenen Weines genossen werden, sofern keine medizinischen oder anderen Gründe dagegen sprechen. Trockener Weißwein enthält kaum Kohlenhydrate (0,1 Prozent), in Rotwein sind es jedoch etwa 2,5 Gramm pro 100 Milliliter, sodass die Mengen berechnet werden müssen. In der Umstellungsphase sollte besser auf Alkoholisches verzichtet werden, um die Leber nicht unnötig zu belasten und sie bei der Ketonbildung so wenig wie möglich zu stören.

Starthilfen

Für eine ketogene Ernährung benötigen Sie keine exotischen Zutaten. Das meiste bekommen Sie im üblichen Lebensmittelhandel, einige wenige Zutaten kaufen Sie besser im Reformhaus oder im Bioladen. Auf Spezialprodukte, wie zum Beispiel kohlenhydratarme Backmischungen, Gluten, besondere Nussmehle und spezielle Süßungsmittel, haben wir bewusst verzichtet, denn dies ist ein Buch für Einsteiger. Wenn Sie Spaß an der ketogenen Ernährung haben und raffiniertere Rezepte ausprobieren möchten, finden Sie vielerlei Keto-geeignete Spezialzutaten im Internet (siehe Seite 122).

Damit Sie gleich loslegen können und gar nicht erst in Versuchung kommen, zu viele Kohlenhydrate in Ihre Mahlzeiten einzubauen, sollten Sie auch Ihr Handwerkszeug und Ihre Vorräte auf KetoKüche trimmen.

Das sollten Sie zu Hause haben

KÜCHENAUSSTATTUNG

- Eine grammgenaue Küchenwaage, um auch kleine Mengen abwiegen zu können.
- Eine Nährwerttabelle, in der Sie bei Bedarf den Kohlenhydratgehalt nachschlagen können.
- Alternativ: eine entsprechende Internetseite merken, wie zum Beispiel www.fddb.info, oder eine App aufs Handy oder auf den Computer laden, zum Beispiel den Baliza Nährwertcheck (http://www.baliza.de/apps/naehrwertcheck.html).

PRAKTISCHE LEBENSMITTELVORRÄTE

- Im Kühlschrank: zum Beispiel Eier, Butter, Sahnequark, Mascarpone, Sahne, fette Käsesorten, zuckerfreie Wurst- und Schinkensorten, Speck, geräucherten Fisch, Senf, Meerrettich, Mayonnaise, Remoulade, Lein- und Hanföl, gegebenenfalls Tofu, Sojamilch, Sojasahne.
- Im Gefrierschrank: zum Beispiel Fleisch, Fisch, ungezuckertes Beerenobst, Kräuter, stärkearme Gemüse wie Spinat und Brokkoli.
- Im Obstkorb: zum Beispiel Avocados, Kokosnuss, Mandeln und andere Nüsse (außer Cashews).
- Im Gewürzregal: v. a. Kurkuma, Pfeffer, Curry, diverse Kräuter, Brotgewürz.

- Im Vorratsschrank: Kokosöl (ungehärtet), Raps- und Olivenöl, Leinsamen, Kokosraspeln, gemahlene, gehackte oder gehobelte Mandeln und andere Nüsse, Fischkonserven, gegebenenfalls kohlenhydratarmes Eiweißpulver (neutral oder mit Geschmack), Trockenhefe, Trockensauerteig, echte Gelatine oder Agar-Agar, sehr dunkle Schokolade (> 85 Prozent Kakao), Tomatenmark, flüssigen Süßstoff oder andere kohlenhydratarme Zuckerersatzstoffe.

Praktisch sind zudem Töpfe mit frischen Kräutern wie Basilikum, Thymian oder Melisse. So können Sie Ihre Gerichte nicht nur schön variieren und geschmacklich aufpeppen, die Kräuter tragen auch viele Nähr- und Wirkstoffe bei.

Keto-Sticks – die Ketose messen

Bin ich in der Ketose? Woran erkennt man das? Manche »spüren« es einfach, andere riechen es, doch es lässt sich auch messen. In der Ketose entstehen im Körper drei verschiedene Ketonkörper (kurz Ketone genannt):

Aceton, Acetoacetat und Beta-Hydroxybutyrat (BHB)

Der größte Teil des Acetons wird über die Atemluft und den Urin ausgeschieden. Aufgrund seines fruchtig-säuerlichen Geruchs können manche Menschen die Ketose riechen.

Objektiver ist die Messung der Ketone im Urin, die sich mithilfe von Teststreifen einfach durchführen lässt. Allerdings erfassen diese »Keto-Sticks«, die (für ca. 6 Euro/50 Stück) in jeder Apotheke erhältlich sind, nur Aceton und/oder Acetoacetat. Dennoch liefern sie für den Alltag eine einfache Möglichkeit, um zu prüfen, ob man sich in der Ketose befindet. Der Ketonwert sollte dazu über 15 mg/dl (jedoch unter 80 mg/dl) liegen – die meisten Streifen färben sich dann lila. Wer das mit maximal 50 Gramm Kohlenhydraten täglich nicht schafft, muss weiter reduzieren, manchmal sogar bis auf 20 Gramm täglich. Am besten misst man abends, dann sind die Werte am höchsten.

▸▸ ***Wichtig ist, die Gebrauchsanweisung der Teststreifen genau zu befolgen und sich mit der Skala vertraut zu machen beziehungsweise sie sich in der Apotheke erklären zu lassen, denn hier unterscheiden sich die Produkte zum Teil deutlich. Auch können Vitamin-C-Präparate und bestimmte Medikamente die Werte verfälschen. Lassen Sie sich gegebenenfalls auch hierzu in der Apotheke beraten.***

Beta-Hydroxybutyrat (BHB), der mengenmäßig bedeutendste Ketonkörper, lässt sich nur im Blut nachweisen. Diese aufwendigere und genauere Untersuchung wird beispielsweise in Studien verwendet. Hierfür gibt es keine Urinteststreifen, aber es gibt inzwischen Blutzuckermessgeräte, die mithilfe eines Blutstropfens auf einem speziellen Keto-Teststreifen auch BHB messen können.

Was tun bei »Ausrutschern«?

Nobody is perfect – niemand ist vollkommen! Wenn Sie also einmal Ihr Kohlenhydratlimit überschritten haben, grämen Sie sich nicht. Halten Sie einfach ab der nächsten Mahlzeit wieder Ihr persönliches Kohlenhydratlimit ein. Wenn möglich, treiben Sie Sport oder gehen Sie stramm spazieren, das »verbrennt« die Kohlenhydrate und es senkt den Blutzucker- und den Insulinspiegel wieder ab.

Wichtig, vor allem für Keto-Einsteiger: Wenn Sie Ihr persönliches Kohlenhydratlimit überschreiten, beendet die Leber die Ketonbildung. Wenn Sie also gleich zu Beginn ständig »ausrutschen«, können Sie keine stabile Ketose aufbauen. Eine ketogene Ernährung erfordert daher schon Disziplin und dass man eine Zeitlang dabei bleibt.

- Für Krebspatienten werden zunächst einmal drei Monate mit ketogener Kost empfohlen. Für den Fall, dass es Ihnen damit nicht gut geht oder dass Sie diese Ernährung als zu starke Einschränkung empfinden, können Sie danach die Kohlenhydratzufuhr wieder steigern und beispielsweise auf die LOGI-Methode (80 bis 130 Gramm Kohlenhydrate täglich) umsteigen. Geht es Ihnen in der Ketose gut, können Sie sich unbegrenzt weiter ketogen ernähren.

- Wer sich ketogen ernährt, um sein Hirn zu schützen, benötigt vermutlich nicht so viele Ketonkörper wie Krebspatienten. Das heißt, die Ketose muss nicht so ausgeprägt sein. Tipp: Möglichst regelmäßig Kokosöl verwenden (ca. drei bis fünf Esslöffel täglich), denn daraus bildet die Leber immer ein paar Ketone.

- Ernähren Sie sich ketogen, weil Sie abnehmen möchten, dann sollten Sie sich bis zum angestrebten Gewicht an eine Ernährung mit 20 bis 50 Gramm Kohlenhydraten täglich halten. Danach können Sie die Kohlenhydratmenge allmählich (!) so weit steigern, dass Sie nicht wieder zunehmen.

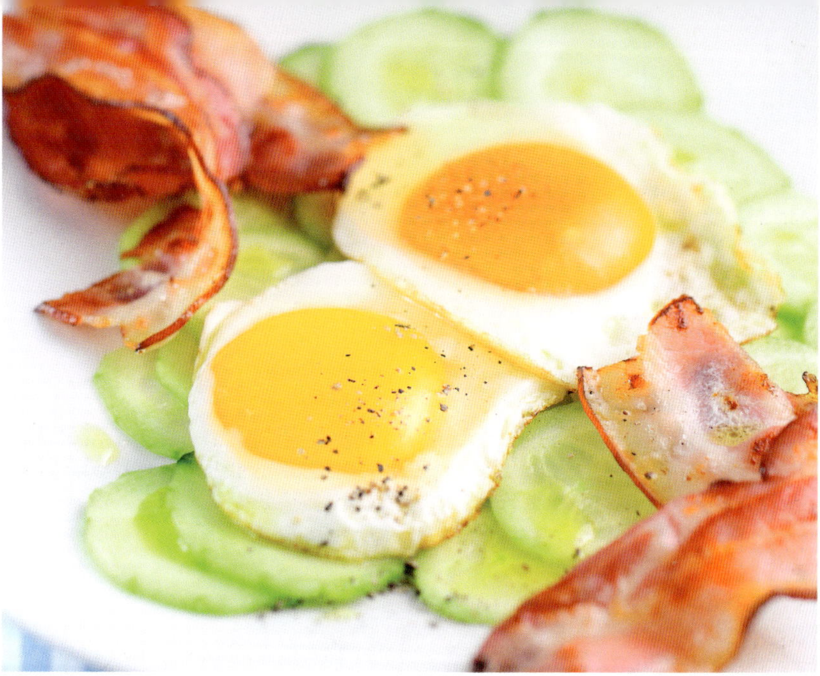

Generell gilt, was der Ingenieur Peter Mersch herausfand, als er seine schlimmen Migräneattacken mithilfe einer ketogenen Ernährung in den Griff bekam: Die natürliche Fähigkeit, Ketone zu bilden und zu verwerten, muss vom Körper erst (wieder) eingeübt werden. Vor allem das Gehirn kann bis zu drei Wochen benötigen, um von seiner üblichen »Zuckerdiät« auf Ketone umzustellen. Sind Körper und Hirn dann aber geübt im Umgang mit Ketonen, macht ein gelegentlicher »Ausrutscher« nicht viel aus, weil man schnell wieder in den Keto-Modus zurückfindet.

So, nun aber genug der Vorrede. Die folgenden Rezepte sind eigens für KetoKüchen-Einsteiger konzipiert: Sie sind einfach, preiswert, erfordern nicht viel Zeit und können weitgehend mit üblichen Lebensmitteln zubereitet werden. Viel Spaß beim Ausprobieren und beim Entdecken neuer Geschmacksqualitäten und Lieblingsspeisen.

Die Rezepte

Die Zutaten sind so gewählt, dass eine Portion maximal fünf Gramm Kohlenhydrate enthält. Selbst wenn Ihr persönliches Kohlenhydratlimit bei nur 20 bis 25 Gramm liegt, können Sie täglich fünf bis sechs dieser Gerichte essen. Wer mehr Kohlenhydrate »verträgt«, kann die Rezepte entsprechend abwandeln, zum Beispiel indem die Gemüse-, Obst-, Nuss- oder Quarkmenge etwas erhöht wird.

Als Zutaten wurden Produkte mit möglichst geringen KH-Werten gewählt, sie sind in den Tabellen ab Seite 117 zusammengefasst. Allerdings schwanken Lebensmittel in ihrer Zusammensetzung, teilweise sogar deutlich. So finden sich beispielsweise für Mandeln je nach Marke zum Teil sehr unterschiedliche Nährwerte, sie können sogar bei ein und derselben Marke über das Jahr hin schwanken. Bitte rechnen Sie daher immer mit den Angaben auf Ihren Produkten.

Die Nährwertangaben zu den Gerichten wurden mit der Software »MacGourmet« berechnet und auf eine Nachkommastelle gerundet. Die Berechnungen basieren auf den Produktangaben und der interaktiven Nährwerttabelle der Internetseite www.naehrwertrechner.de. Dort können Sie auch Lebensmittel nach Nährstoffen sortiert abrufen und sich so einen genauen Überblick, beispielsweise über die Früchte mit dem geringsten Kohlenhydratgehalt, verschaffen.

▸▸ ***Alle Mengenangaben in den Rezepten beziehen sich auf die verzehrfähigen Mengen (geputztes Gemüse, geschältes Obst usw.).***

Zuckerersatzstoffe: Vorsicht bei Mischprodukten mit Stevia

Haushaltszucker besteht zu 99,8 % aus Kohlenhydraten und ist für eine ketogene Diät ungeeignet. Daher kommt hier Flüssigsüßstoff zum Einsatz. Da das Süßempfinden individuell unterschiedlich ist und sich durch eine ketogene Diät auch ändert, sind die Mengenangaben in den Rezepten variabel zu handhaben: Probieren Sie aus, ob Sie nicht auch mit weniger auskommen. Statt Flüssigsüße können Sie alternativ Zuckeraustauschstoffe (Sukrin, Xucker-Light usw.) auf Basis von Erythrit verwenden, das sich in kleinen Mengen z. B. in Obst findet und auf recht natürliche Weise durch ein Vergärungsverfahren aus Zucker gewonnen wird. Gute Resultate lassen sich auch durch eine Kombination von Flüssigsüßstoff und Zuckeraustauschstoffen erzielen. Vorsicht bei Mischprodukten: Sie können sehr viele Kohlenhydrate enthalten.

Alle Rezepte sind glutenfrei!

Mittlerweile gibt es Eiweißbrote und Eiweißbrötchen fertig oder als Backmischung zu kaufen, deren Kohlenhydratgehalt aber recht unterschiedlich sein kann. Diese Eiweißbackwaren enthalten allerdings häufig Gluten, das bei manchen Menschen Darmprobleme verursacht. Deswegen wurde nicht nur beim Körnerbrot auf Gluten verzichtet, sondern alle Rezepte in diesem Buch sind glutenfrei. Wenn Sie unter einer Glutenunverträglichkeit leiden, achten Sie darauf, auch glutenfreies Backpulver zu verwenden.

Hauptgerichte für mittags und abends

Bei einer ketogenen Ernährung dürfen Fleisch, Fisch, Eier und Käse bis zur Sättigung gegessen werden, weil sie (fast) keine Kohlenhydrate enthalten. Unter den Hauptgerichten finden Sie daher nur je einen Rezeptvorschlag als Anregung. Ansonsten können Sie einfach Ihre bewährten Rezepte übernehmen – wenn auch mit kleinen Änderungen:

- Panieren / Mehlieren: entweder weglassen oder durch gehobelte oder gehackte Mandeln, Kürbiskerne, Sesamsaat oder Kokosflocken ersetzen.
- Für Frikadellen anstelle von Brötchen ein zusätzliches Ei oder gemahlene Mandeln verwenden.
- Zum Andicken von Suppen statt Mehl oder Stärke ein mit Sahne verquirltes Eigelb einrühren, nachdem der Topf vom Herd genommen wurde.
- Zum Binden von Saucen gemahlene Mandeln, Mascarpone, Doppelrahmfrischkäse, Crème fraîche oder Sahne verwenden.

Vergessen Sie nicht, mindestens ein Gemüse zu den Fleisch-, Fisch-, Eier- oder Käsegerichten zu kombinieren. Zwar müssen Sie hier den Kohlenhydratgehalt im Auge behalten. Wie die Tabellen ab Seite 20 zeigen, bleibt Ihnen jedoch eine große Auswahl. Eine besonders kohlenhydratarme Beilage für Ihre Hauptmahlzeit ist Körniger Frischkäse (1 Gramm Kohlenhydrate pro 100 Gramm). Kombinieren Sie ihn mit Salaten, Champignons, Spargel, frischem Spinat, Sauerkraut oder Avocados. Und vergessen Sie die Ölflasche nicht: Ein Schuss Öl (z.B. Oliven-, Lein-, Hanf- oder MCT-Öl) verbessert das Kohlenhydrat-Fett-Verhältnis deutlich.

Für die Familie

Ergänzen Sie Ihr Keto-Gericht einfach mit Kartoffeln, Reis, Pasta oder mehr Obst und Gemüse. So wird eine Mahlzeit für die ganze Familie daraus.

Körnerbrot

ZUTATEN

- 120 g Mandeln, ungeschält gem.
- 60 g Sojamehl
- 60 g Leinsamen, geschrotet
- 60 g Eiweißpulver, neutral
- 30 g Walnüsse, gehackt
- 30 g Sonnenblumenkerne
- 30 g Kürbiskerne
- 30 g Sesamsaat, geschält
- 30 g Leinsamen, ganz
- 5 g Salz
- 1 Päckchen Trockenbackhefe
- ½ Päckchen Backpulver
- 3 Eier
- 30 g Butter
- 150 g lauwarmes Wasser
- 20 g Butterschmalz für die Form

ZUBEREITUNG

Alle trockenen Zutaten in einer Schüssel vermischen, die Butter schmelzen. Die Eier mit einem Mixer schaumig schlagen, Butter und lauwarmes Wasser nach und nach hinzufügen.

Die Flüssigkeit zu den trockenen Zutaten geben und schnell kräftig unterrühren, bis ein zäher Teig entstanden ist.

Den Teig in eine mit Alufolie ausgeschlagene Kastenform (24 cm) füllen und im etwas erwärmten Backofen (unter 50°) 30–45 Minuten gehen lassen. Dann bei mittlerer Hitze (ca. 180°) etwa 60 Minuten backen (Stäbchenprobe machen).

►► *Tipps: Zu der Form mit dem Brotteig ein kleines Gefäß mit Wasser in den Ofen stellen – die Erhöhung der Feuchtigkeit lässt das Brot besser aufgehen, und es ergibt sich eine schönere Kruste. Da das Brot keine Konservierungsstoffe enthält, am besten in ein Tuch einschlagen und in die 0°-Schublade des Kühlschranks legen.*

VARIANTEN

- Kräuterbrot: 1 Esslöffel getrocknete Kräuter hinzufügen.
- Kümmelbrot: 10–20 g Kümmel hinzufügen.

20 Scheiben à ca. 40 g	pro Scheibe	pro 100 g
Kohlenhydrate	0,7 g	1,8 g
Fett	12,1 g	30,3 g
Eiweiß	9,1 g	22,8 g
Kalorien	153 kcal	383 kcal

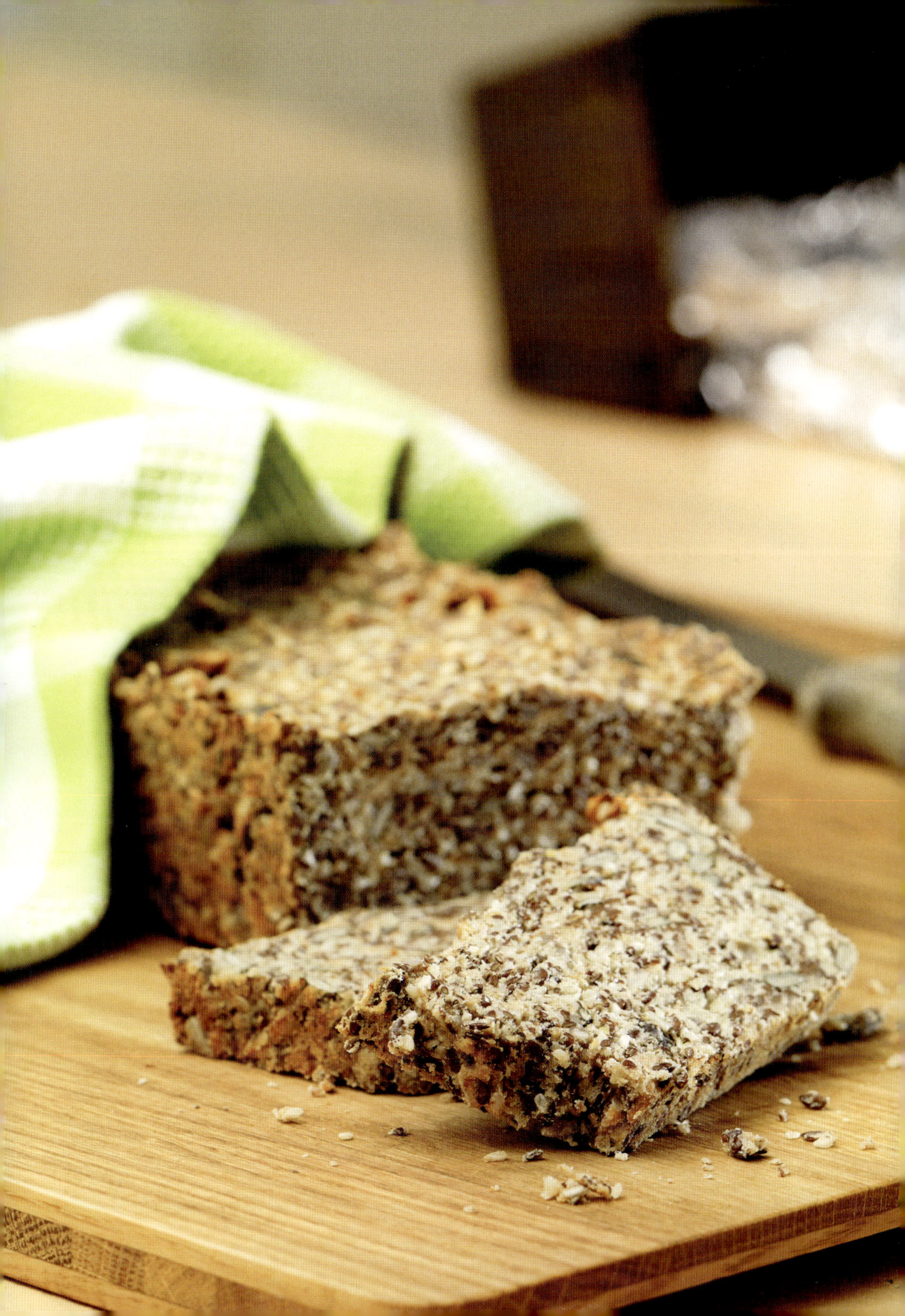

Süßer Stuten

ZUTATEN

- 160 g Mandeln, blanchiert gem.
- 80 g Sojamehl
- 40 g Eiweißpulver, neutral
- 40 g Leinsamen, hell, geschrotet
- 1 Päckchen Trockenbackhefe
- ½ Päckchen Backpulver
- 250 g Sojamilch
- ca. 25 g Süßstoff, flüssig
- 4 Eier
- 1 Eiweiß

Für die Form:

- 10 g Butterschmalz
- 20 g Mandeln, blanchiert gem.

Zum Bestreichen:

- 1 Eigelb
- 10 g Sahne

ZUBEREITUNG

Die trockenen Zutaten in einer Schüssel vermischen, Sojamilch und 20 g Süßstoff etwas erwärmen. 3 Eier trennen, das Eiweiß mit 5 g Süßstoff steif schlagen. Ein Eigelb zur Seite stellen, die übrigen Eigelbe und zwei ganze Eier mit einem Mixer schaumig schlagen, die lauwarme Sojamilch nach und nach hinzufügen. Die Flüssigkeit zu den Zutaten geben und schnell unterrühren, bis ein zäher Teig entstanden ist. Das Eiweiß unterheben.

Eine Kastenform (24 cm) mit Alufolie auskleiden. Dabei die Alufolie ca. 2 cm über den Rand hinausziehen, sodass sich die Höhe der Form vergrößert. (Dadurch kann der Teig stärker gehen, und es ergeben sich etwas größere Brotscheiben.) Die Form einfetten und mit gemahlenen Mandeln ausstreuen, den Teig einfüllen. Das zur Seite gestellte Eigelb mit Sahne verquirlen und die Oberfläche des Teigs damit bestreichen. Im etwas erwärmten Backofen 30 bis 45 Minuten gehen lassen. Dann bei 180° ca. 60 Min. backen (Stäbchenprobe machen!).

VARIANTEN

In den Teig gehackte Mandeln, Schokoladenstückchen oder kleine Mengen Zitronat, Orangeat oder Rosinen geben. Auf die Werte achten! (Der KH-Gehalt von 100 g Trockenfrüchten liegt bei ca. 70 g).

20 Scheiben à ca. 40 g	pro Scheibe	pro 100 g
Kohlenhydrate	0,8 g	2,0 g
Fett	9,1 g	22,8 g
Eiweiß	8,3 g	20,8 g
Kalorien	122 kcal	305 kcal

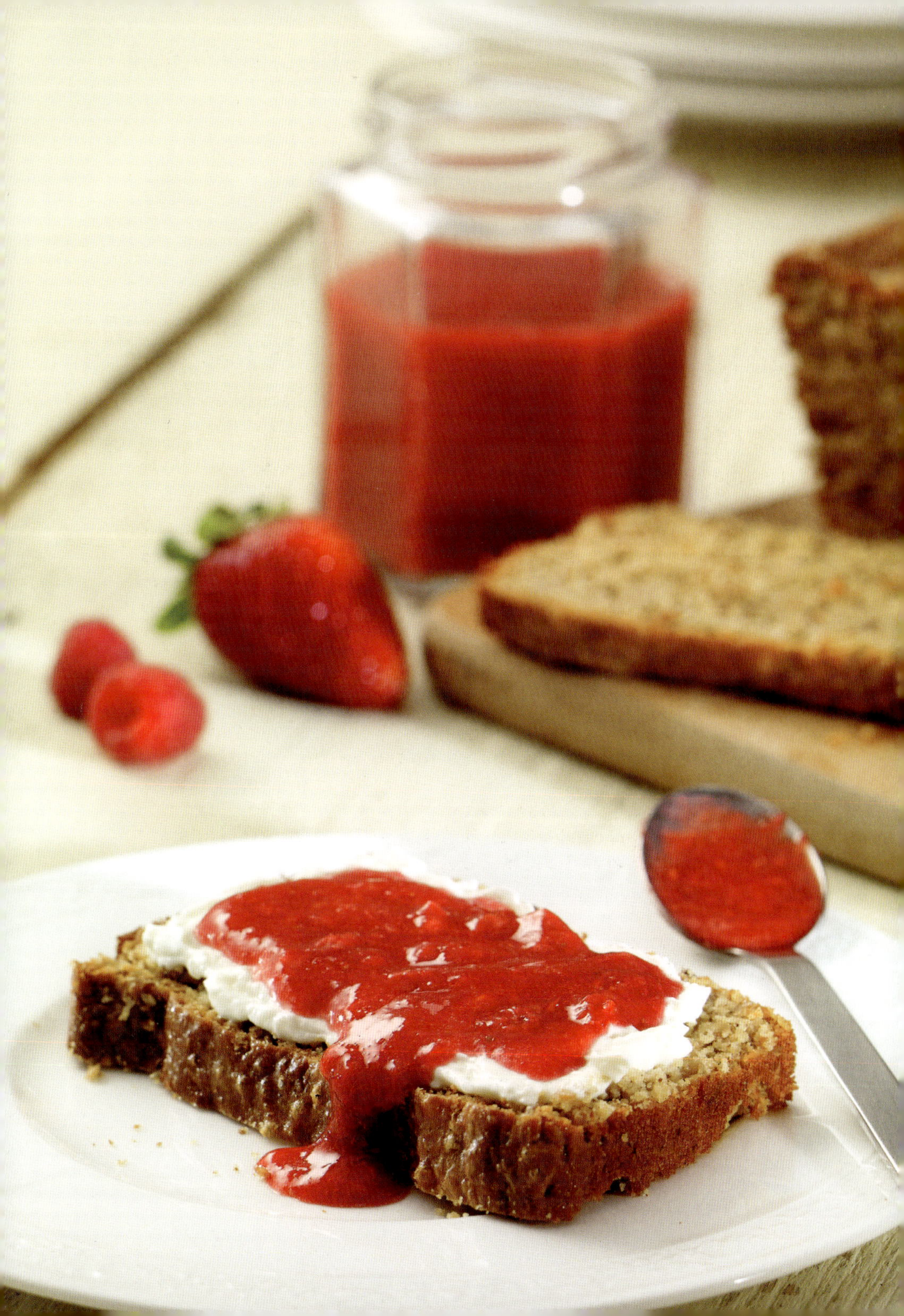

Erdbeer-Himbeer-Marmelade

ZUTATEN

- 400 g Erdbeeren
- 150 g Himbeeren
- 4 Blatt rote Gelatine
- ca. 10 g Süßstoff, flüssig

Außerdem:

- 2 kleine Schraubverschluss-gläser (ca. 225 ml Inhalt)

ZUBEREITUNG

Die Gläser und deren Deckel heiß ausspülen und abtrocknen. Etwas Rum in die Gläser geben, diese verschließen und gut schütteln.

Erdbeeren waschen, putzen und pürieren, Himbeeren vorsichtig waschen. Die Gelatine 5 Minuten in kaltem Wasser einweichen.

Die pürierten Erdbeeren in einen Topf geben, zum Kochen bringen und 2–3 Minuten kochen. Die Himbeeren hinzufügen, unterrühren und noch kurz mitkochen.

Den Topf vom Herd nehmen, die Gelatine ausdrücken und in die heiße Obstmasse einrühren.

Den Rum aus den Gläsern gießen, die heiße Marmelade randvoll einfüllen, Gläser zuschrauben und zum Abkühlen auf den Deckel stellen.

⏩ *Tipp: Statt Gelatine kann auch Götterspeisepulver in unterschiedlichen Geschmacksrichtungen verwendet werden. Es hat in der Regel keine oder nahezu keine Kohlenhydrate (Kennzeichnung beachten!).*

VARIANTEN

- Erdbeer-Rhabarber-Marmelade: Die Himbeeren durch Rhabarber ersetzen (0,8 g KH/Portion).
- Die Marmelade kann auch mit anderen Früchten (auf die KH achten!) und nach Belieben auch mit weißer Gelatine oder Agar-Agar hergestellt werden.

30 Portionen à ca. 15 g	**pro Portion**	**pro 100 g**
Kohlenhydrate	1 g	6,5 g
Fett	0,1 g	0,5 g
Eiweiß	0,4 g	2,4 g
Kalorien	6 kcal	40 kcal

Ketüsli

ZUTATEN

- 30 g Leinsamen, geschrotet
- 30 g Kokosraspel
- 30 g Mandelstifte oder Mandelblättchen
- 1 Msp. gemahlene Vanille
- 1 Msp. Zimt
- 50 g Erdbeeren, Himbeeren, Heidelbeeren oder 100 g Papaya
- 100 g Sahne (alternativ: 100 g Sojamilch)
- evtl. Süßstoff, flüssig

ZUBEREITUNG

Leinsamen, Kokosraspel und Mandeln in eine Müslischale geben, mit Vanille und Zimt mischen. Die Beeren verlesen, wenn nötig waschen ODER die Papaya klein schneiden. 3 Beeren oder Papayastückchen beiseite legen.

Den Rest der Früchte mit einer Gabel zerdrücken oder sehr klein schneiden und zusammen mit der Sahne unterheben. Wer möchte, kann die Sahne etwas anschlagen, dann wird das Ketüsli cremiger.

Falls gewünscht, mit etwas Flüssigsüßstoff süßen. Mit den beiseite gelegten Früchten garniert servieren.

KETÜSLI MIT SAHNE

2 Portionen à ca. 120–145 g	**pro Portion**
Kohlenhydrate	4,7 g
Fett	38,2 g
Eiweiß	9,7 g
Kalorien	419 kcal

KETÜSLI MIT SOJAMILCH

2 Portionen à ca. 120–145 g	**pro Portion**
Kohlenhydrate	3,2 g
Fett	23,3 g
Eiweiß	10,3 g
Kalorien	281 kcal

Kokosquark

ZUTATEN

- 20 g natives Kokosöl
- 200 g Speisequark, 40 % Fett i. Tr.
- 250 g Sojamilch
- 40 g Leinsamen, geschrotet
- 20 g Eiweißpulver »Vanille«
- 10 g Mandeln, gehackt
- 10 g Kokosraspel
- ca. 5 g Süßstoff, flüssig

ZUBEREITUNG

Das Kokosöl erwärmen, bis es flüssig ist. Etwas abkühlen lassen.
Den Quark mit der Sojamilch und dem Kokosöl glatt rühren.
Die übrigen Zutaten unterrühren.

VARIANTEN

- 40 g Beeren hinzufügen:
  - bei Himbeeren 5,2 g KH/Portion
  - bei Erdbeeren 5,3 g KH/Portion
  - bei roten Johannisbeeren 5,7 g KH/Portion
  - bei Heidelbeeren 5,7 g KH/Portion
- Statt des Eiweißpulvers mit Vanillegeschmack Eiweißpulver mit Fruchtgeschmack verwenden.
- Statt Süßstoff zuckerfreien Sirup hinzufügen.

2 Portionen à ca. 275 g	pro Portion	pro 100 g
Kohlenhydrate	4,2 g	1,5 g
Fett	35 g	12,7 g
Eiweiß	29,3 g	10,6 g
Kalorien	464 kcal	169 kcal

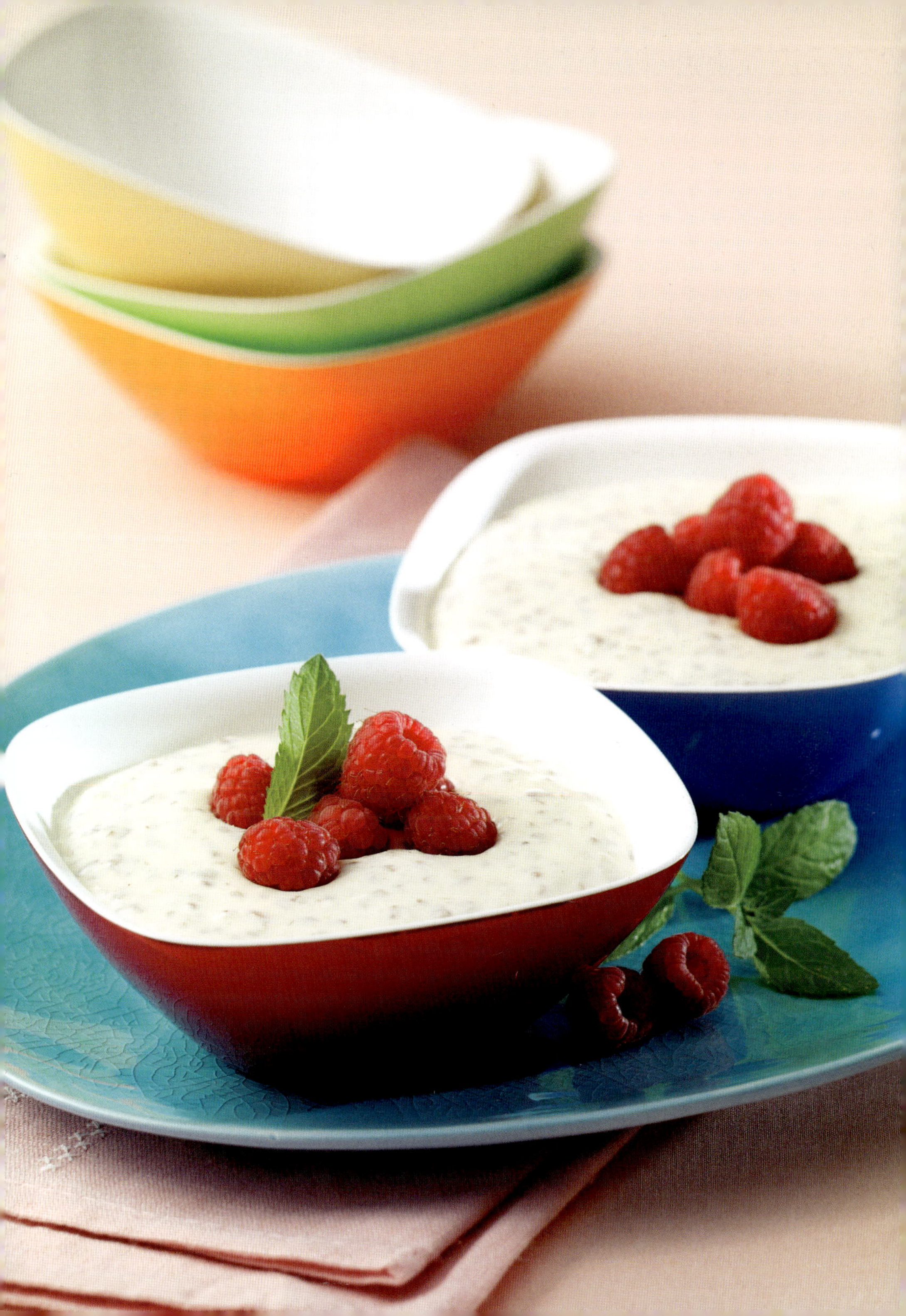

Kahlenbecker Suppe

ZUTATEN

- 100 g Rhabarberkompott (aus 100 g geputztem Rhabarber und ca. 5 g Süßstoff, flüssig)
- 400 g Sojamilch
- 20 g Mascarpone
- 20 g Walnussöl
- 20 g Leinsamen, geschrotet
- 20 g Mandeln, ungeschält gem.
- ca. 5 g Süßstoff, flüssig
- 20 g Mandeln, gehackt

ZUBEREITUNG

Für das Rhabarberkompott den Rhabarber in kleine Stücke schneiden und in einem kleinen Topf mit dem Süßstoff (ohne Zugabe von Wasser) bei niedriger Temperatur 5–10 Min. dünsten, bis er zerfallen ist.

Das Rhabarberkompott mit den übrigen Zutaten, außer den gehackten Mandeln, in einen Mixbecher geben. Mit dem Pürierstab zu einer homogenen Masse verarbeiten.

Mit Mandeln bestreut servieren.

▸▸ *Je nach gewünschter Konsistenz mehr Sojamilch (zum Verdünnen) oder Eiweißpulver mit Vanillegeschmack (zum Eindicken) hinzufügen.*

VARIANTEN

Statt des Rhabarberkompotts können auch Avocado (1,4 g KH/Portion), Papaya (2,4 g KH/Portion) oder Beeren wie Brombeeren (2,6 g KH/Portion), Himbeeren (3,6 g KH/Portion), Erdbeeren (4 g KH/Portion) und Heidelbeeren (4,9 g KH/Portion) verwendet werden.

▸▸ *Tipp: Das Rhabarberkompott (1,4 g KH/100 g) ist vielseitig einsetzbar, z. B. für Kuchen und Desserts, mit Quark oder Mascarpone.*

2 Portionen à ca. 300 g	pro Portion	pro 100 g
Kohlenhydrate	1,9 g	0,7 g
Fett	30,9 g	10,3 g
Eiweiß	14,9 g	5 g
Kalorien	363 kcal	121 kcal

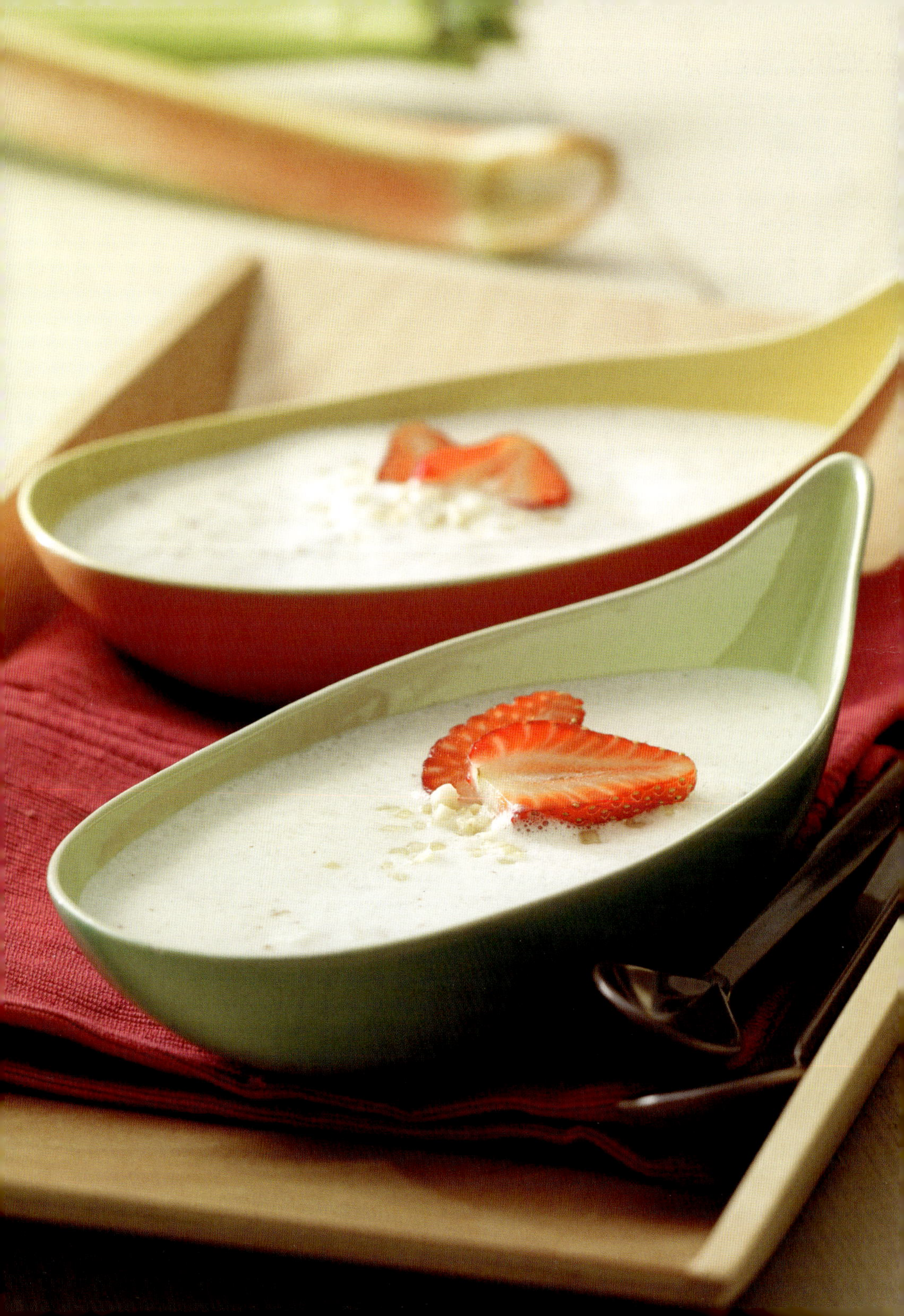

Warme Mandelspeise

ZUTATEN

- 400 g Sojamilch
- 100 g Sahne
- ca. 4 g Süßstoff, flüssig
- 100 g Mandeln, ungeschält gem.

ZUBEREITUNG

Sojamilch, Sahne und Süßstoff in einen Topf geben und die gemahlenen Mandeln mit einem Schneebesen einrühren.

Unter Rühren aufkochen und so lange kochen lassen, bis die Masse dickflüssig geworden ist (das dauert einige Minuten).

▸▸ *Serviervorschlag: Mit Beeren, einigen Fruchtstücken, kohlenhydratarmem Sirup oder Sukrin mit Zimt servieren.*

VARIANTE

Die Sahne nicht mit aufkochen, sondern steif schlagen und unterziehen.

2 Portionen à ca. 300 g	pro Portion	pro 100 g
Kohlenhydrate	3,7 g	1,2 g
Fett	46,3 g	15,4 g
Eiweiß	18 g	6 g
Kalorien	520 kcal	173 kcal

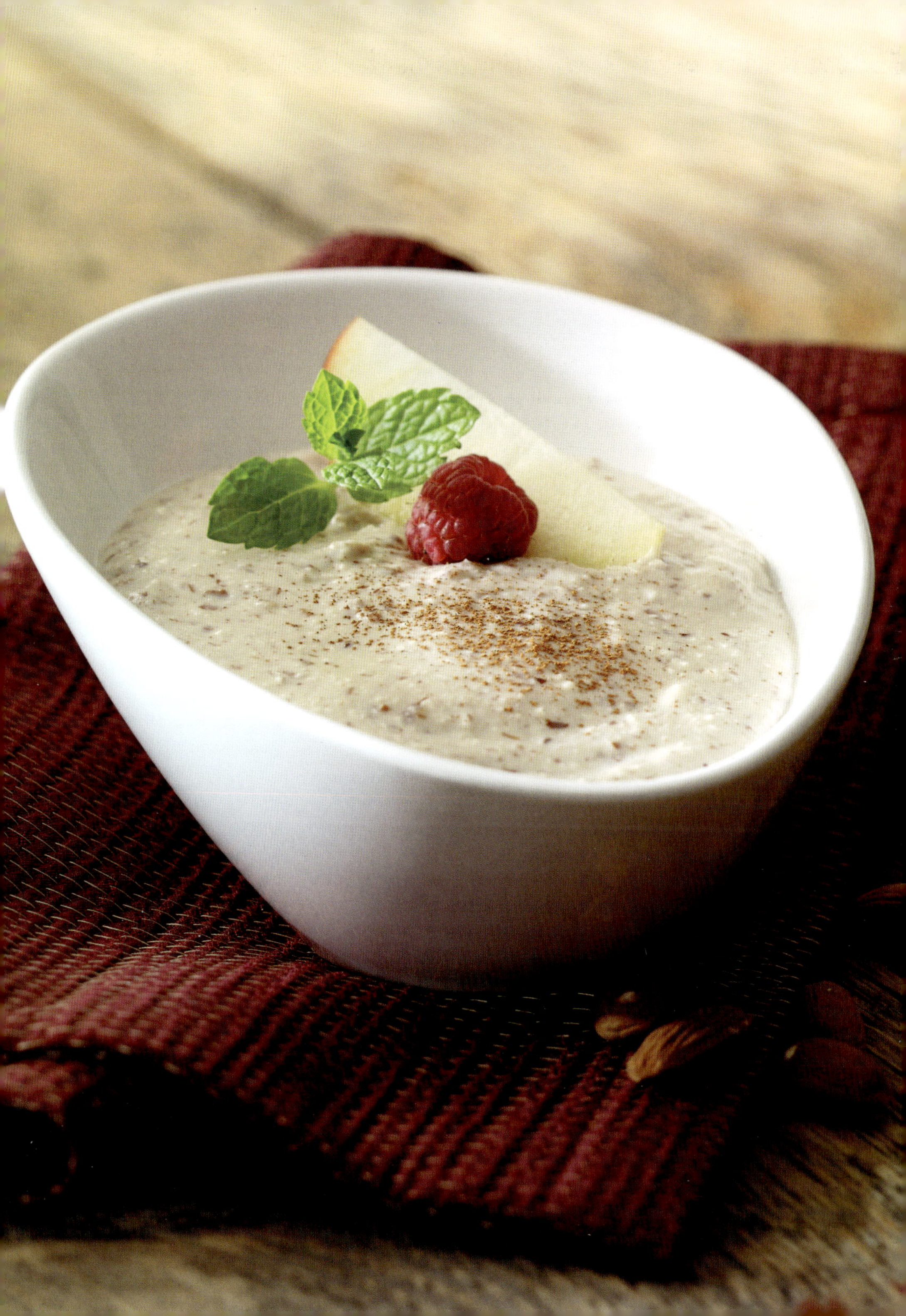

Englisches Frühstück

ZUTATEN

- 20 g Sojaflocken
- 50 ml Wasser
- 50 g Tomate
- 1 TL (5 g) Tomatenmark
- 50 g Bauchspeck
- 50 g grobe Bratwürstchen
- 1 Ei
- Salz
- Pfeffer

ZUBEREITUNG

Die Sojaflocken mit dem Wasser in einen kleinen Topf geben und ca. 5 Min. kochen. Die Tomate klein würfeln und mit dem Tomatenmark einrühren. Das Ganze einkochen lassen. Falls erforderlich, noch etwas Wasser zugeben.

In einer Pfanne den Speck und die Würstchen anbraten. Aus dem Ei ein Spiegelei zubereiten und nach Geschmack salzen und pfeffern.

Alles auf einem Teller anrichten.

▸▸ *Tipp: Bauchspeck ist für eine ketogene Ernährung sehr gut geeignet, da er keine Kohlenhydrate und sehr viel Fett (89 g/100 g) enthält. Entsprechend kalorienreich ist er allerdings auch (796 kcal/100 g). Eine kalorienärmere, aber kohlenhydratreichere Alternative ist die Zubereitung mit Frühstücksspeck (0,9 g KH/100 g, 145 kcal/100 g): 3,9 g KH/Portion, 407 kcal/Portion.*

VARIANTEN

- Statt Sojaflocken mit Tomate in Fett gebratene Champignons reichen.
- Fleischlose Variante: Bauchspeck und Bratwurst durch Hartkäse und gebackenen Feta oder Fisch ersetzen.

1 Portion à ca. 250 g	pro Portion	pro 100 g
Kohlenhydrate	3,4 g	1,4 g
Fett	69,6 g	27,8 g
Eiweiß	25,9 g	10,4 g
Kalorien	733 kcal	293 kcal

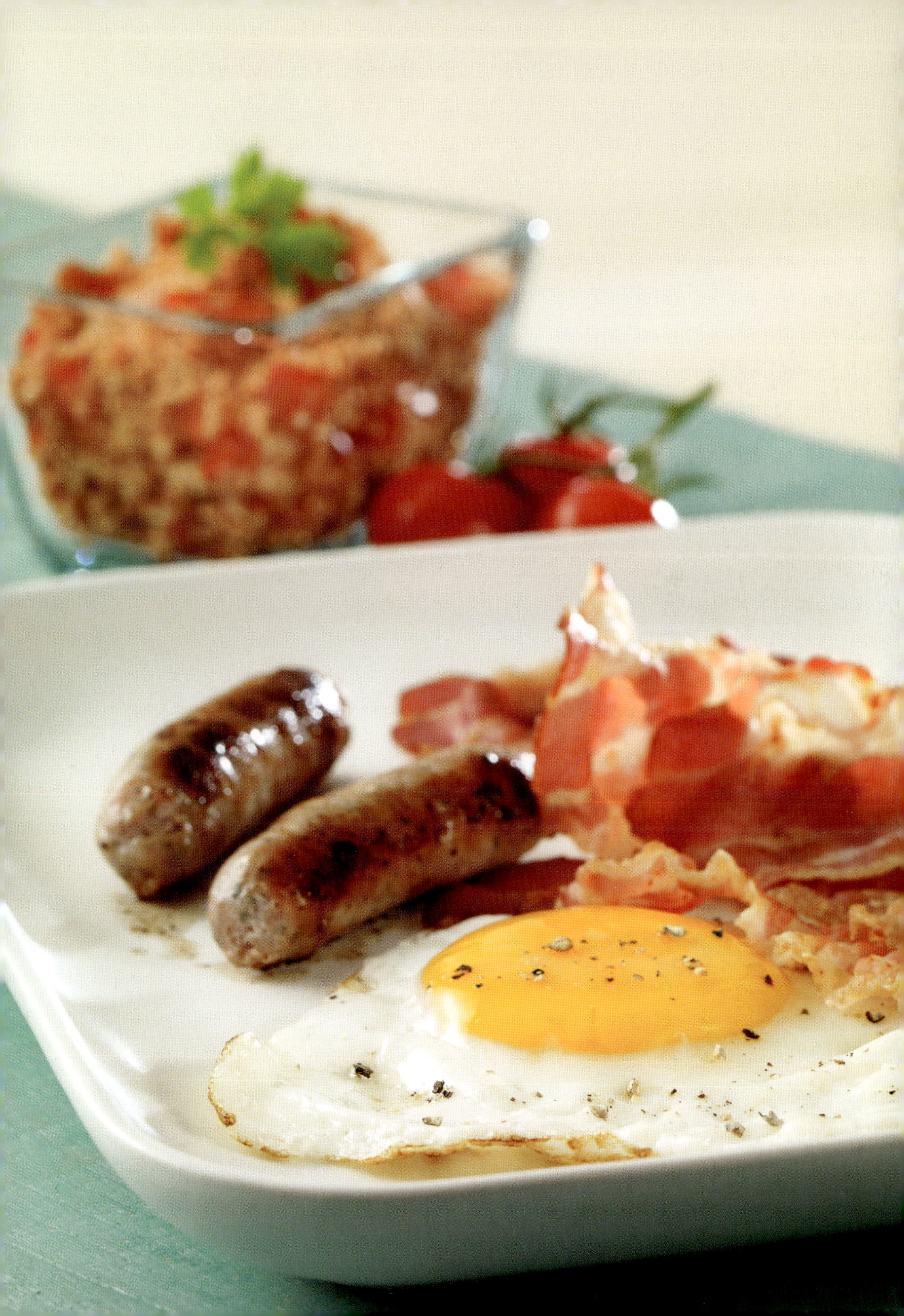

Keto-Burger

ZUTATEN

- 50 g Eiweißbrot (2 dünne Scheiben) bzw. 1 Eiweißbrötchen, halbiert
- 25 g Kräuterbutter
- 1 Ei
- 50 g Zucchini
- Salz
- Pfeffer
- 10 g Butterschmalz
- 10 g Blattsalat
- 20 g Tomate
- 40 g Bergkäse, in Scheiben
- 20 g Schinken

ZUBEREITUNG

Die Brotscheiben bzw. die Brötchenhälften mit der Kräuterbutter bestreichen.

Das Ei verquirlen, die Zucchini waschen, raspeln und zum Ei geben, mit Salz und Pfeffer abschmecken.

In einer kleinen Pfanne das Butterschmalz erhitzen. Aus der Eimasse ein Omelett zubereiten und auf beiden Seiten goldbraun braten. Salatblätter und Tomate waschen, die Tomate in Scheiben schneiden.

Eine Scheibe Eiweißbrot nacheinander mit Salat, dem Omelett, Tomatenscheiben, Bergkäse und Schinken belegen. Mit der zweiten Brotscheibe bedecken.

VARIANTEN

Gurkenscheiben, in Scheiben geschnittene Champignons, verschiedene Käse-, Wurst- oder Bratensorten. Bei diesen Varianten verändern sich die KH-Werte nur unwesentlich.

1 Portion à ca. 280 g	**pro Portion**	**pro 100 g**
Kohlenhydrate	4,9 g	1,8 g
Fett	55,8 g	19,9 g
Eiweiß	38,1 g	13,6 g
Kalorien	686 kcal	245 kcal

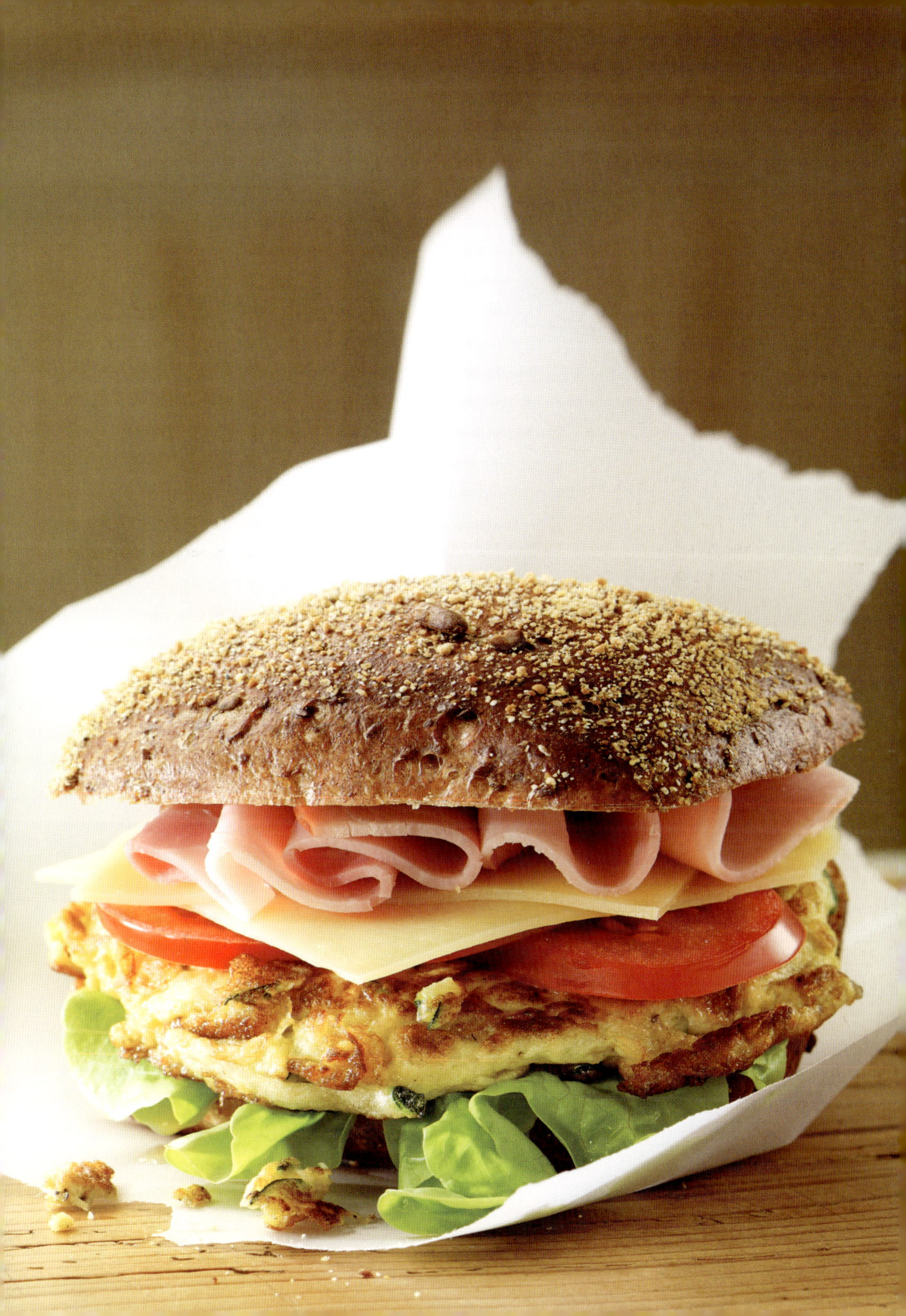

Überbackenes Mozzarellabrot mit gedünsteten Champignons

ZUTATEN

Brot:

- 80 g Eiweißbrot (2 Scheiben)
- 20 g Kräuterbutter
- 50 g Emmentaler (2 Scheiben)
- 125 g Mozzarella (1 Kugel)
- 2 Walnusshälften oder 2 Beeren

Beilage:

- 200 g Champignons
- 20 g Zwiebel
- 40 g Butterschmalz

ZUBEREITUNG

Für die Beilage die Champignons putzen und in Scheiben schneiden. Die Zwiebel schälen und fein würfeln. Das Butterschmalz in eine Pfanne geben und die Zwiebelstückchen darin andünsten. Die Champignonscheiben zugeben und ebenfalls kurz dünsten (Champignonbeilage: 1 g KH/Portion).

Für das überbackene Brot den Backofengrill vorheizen. Die beiden Brotscheiben mit Kräuterbutter bestreichen und mit je einer Käsescheibe belegen.

Die Mozzarellakugel in zwei gleiche Hälften teilen und diese auf die Brotscheiben legen.

Die Mozzarellabrote unter dem Grill überbacken und mit einer Walnuss oder einer Beere verzieren (überbackenes Brot: 2,5 g KH/Portion).

VARIANTEN

Gedünstete Champignons durch Tomate (auf KH achten!) oder Avocado ersetzen.

2 Portionen à ca. 270 g	pro Portion	pro 100 g
Kohlenhydrate	3,5 g	1,3 g
Fett	46,5 g	17,2 g
Eiweiß	33,6 g	12,6 g
Kalorien	575 kcal	213 kcal

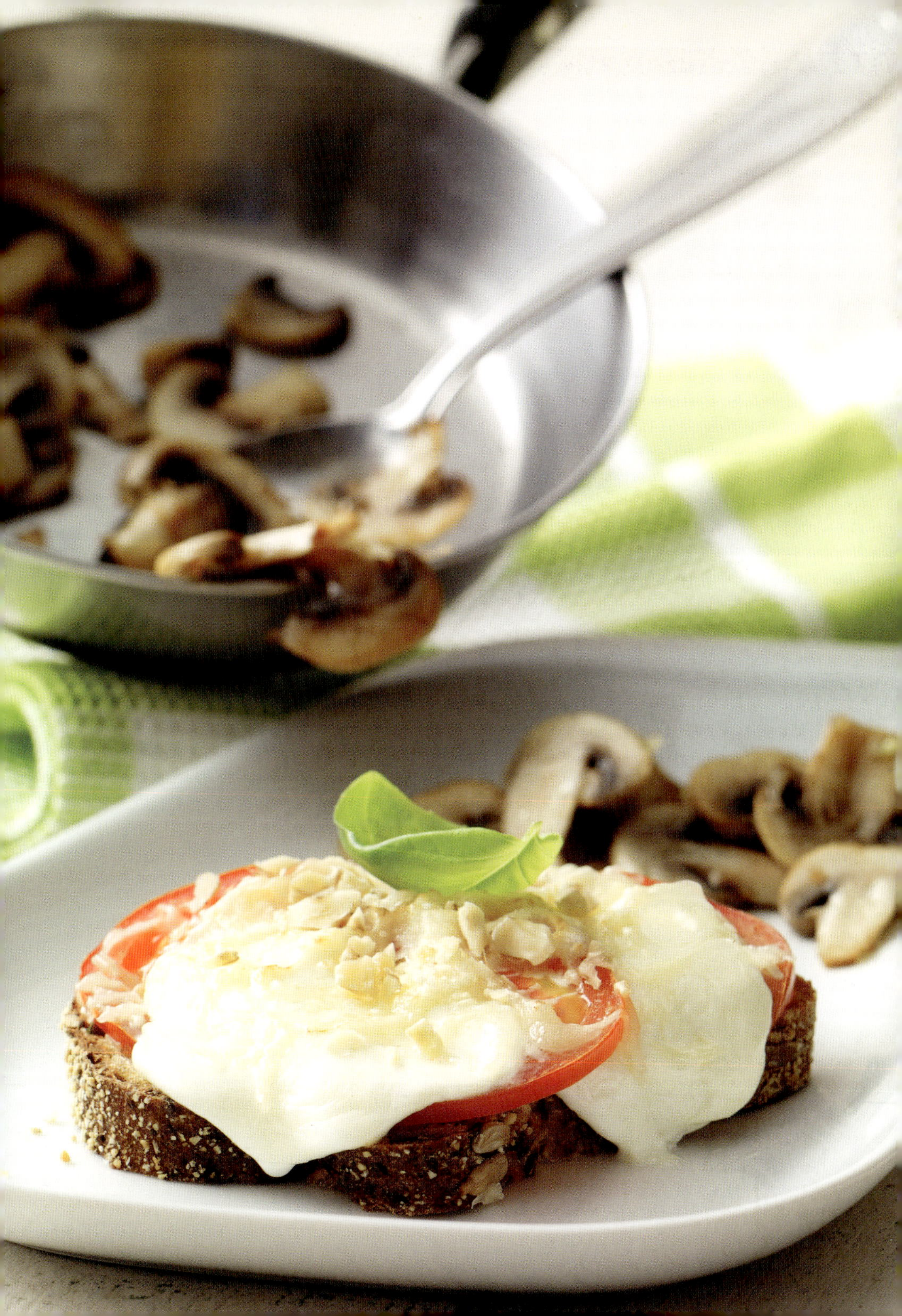

Berner Würstchen

ZUTATEN

- 200 g Brühwürste (4 Stück)
- 200 g Emmentaler (4 Scheiben)
- 100 g Bauchspeck (8 Scheiben)

ZUBEREITUNG

Die Würstchen der Länge nach durchschneiden. Die Käsescheiben längs halbieren und in doppelter Lage zwischen die Würstchenhälften legen.

Die gefüllten Würstchen mit je zwei Scheiben Bauchspeck umwickeln und im Backofen (Mitte) bei 180° ca. 20 Min. braten.

VARIANTEN

- Bauchspeck durch Frühstücksspeck (weniger kcal, mehr KH) ersetzen.
- Bauchspeck durch Salami ersetzen.

Bei Zubereitung mit Frühstücksspeck (0,9 g KH/100 g, 145 kcal/100 g): 1,2 g KH/Portion – 677 kcal/Portion.

2 Portionen à 250 g	pro Portion	pro 100 g
Kohlenhydrate	0,7 g	0,3 g
Fett	92,4 g	37 g
Eiweiß	43,3 g	17,3 g
Kalorien	1.003 kcal	401 kcal

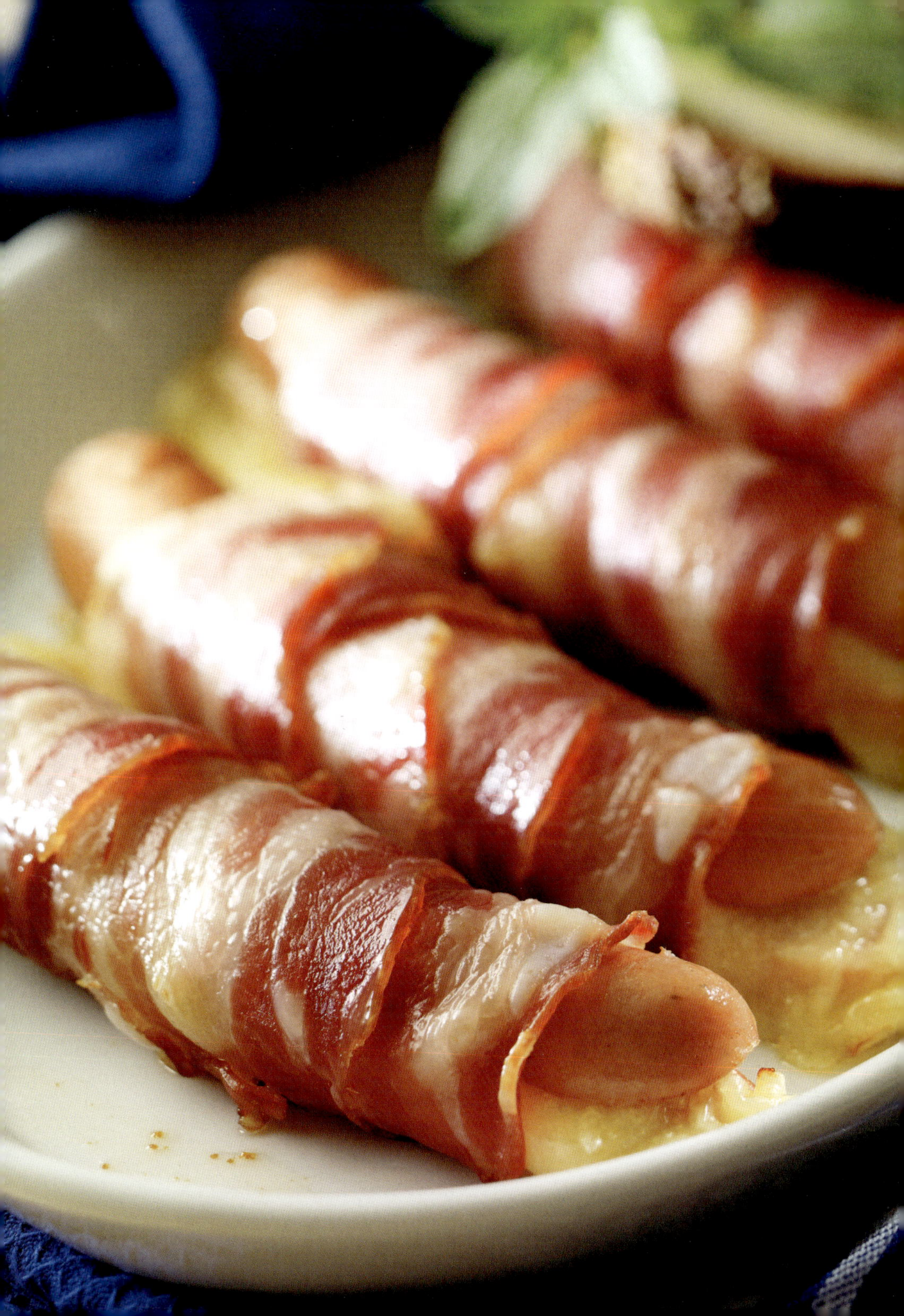

Räucherlachstatar

ZUTATEN

- 200 g Räucherlachs
- 25 g Zwiebel
- 10 g Schnittlauch
- 50 g Crème fraîche
- Salz
- Pfeffer

Außerdem:

- 2 Speiseringe (Ø ca. 8 cm)

ZUBEREITUNG

Den Räucherlachs in feine Würfel schneiden, die Zwiebel schälen und würfeln, den Schnittlauch waschen, einige Stängel beiseite legen und den Rest fein schneiden. Alles in eine Schüssel geben.

Die Crème fraîche unterheben. Mit Salz und Pfeffer abschmecken.

In zwei Speiseringe füllen und etwa 30 Min. im Kühlschrank durchziehen lassen.

Die Speiseringe entfernen und mit einigen Schnittlauchstängeln garnieren.

▸▸ *Tipp: Statt mit den Speiseringen kann das Tatar auch mit zwei Löffeln zu Nocken geformt werden.*

VARIANTEN

- Räucherforellentatar: Den Räucherlachs durch geräucherte Forellenfilets ersetzen (1,3 g KH/Portion).
- Thunfischtatar: Den Räucherlachs durch Thunfisch aus der Dose ersetzen (1,4 g KH/Portion).

2 Portionen à ca. 140 g	**pro Portion**	**pro 100 g**
Kohlenhydrate	1,3 g	0,9 g
Fett	20,6 g	14,7 g
Eiweiß	20 g	14,3 g
Kalorien	270 kcal	193 kcal

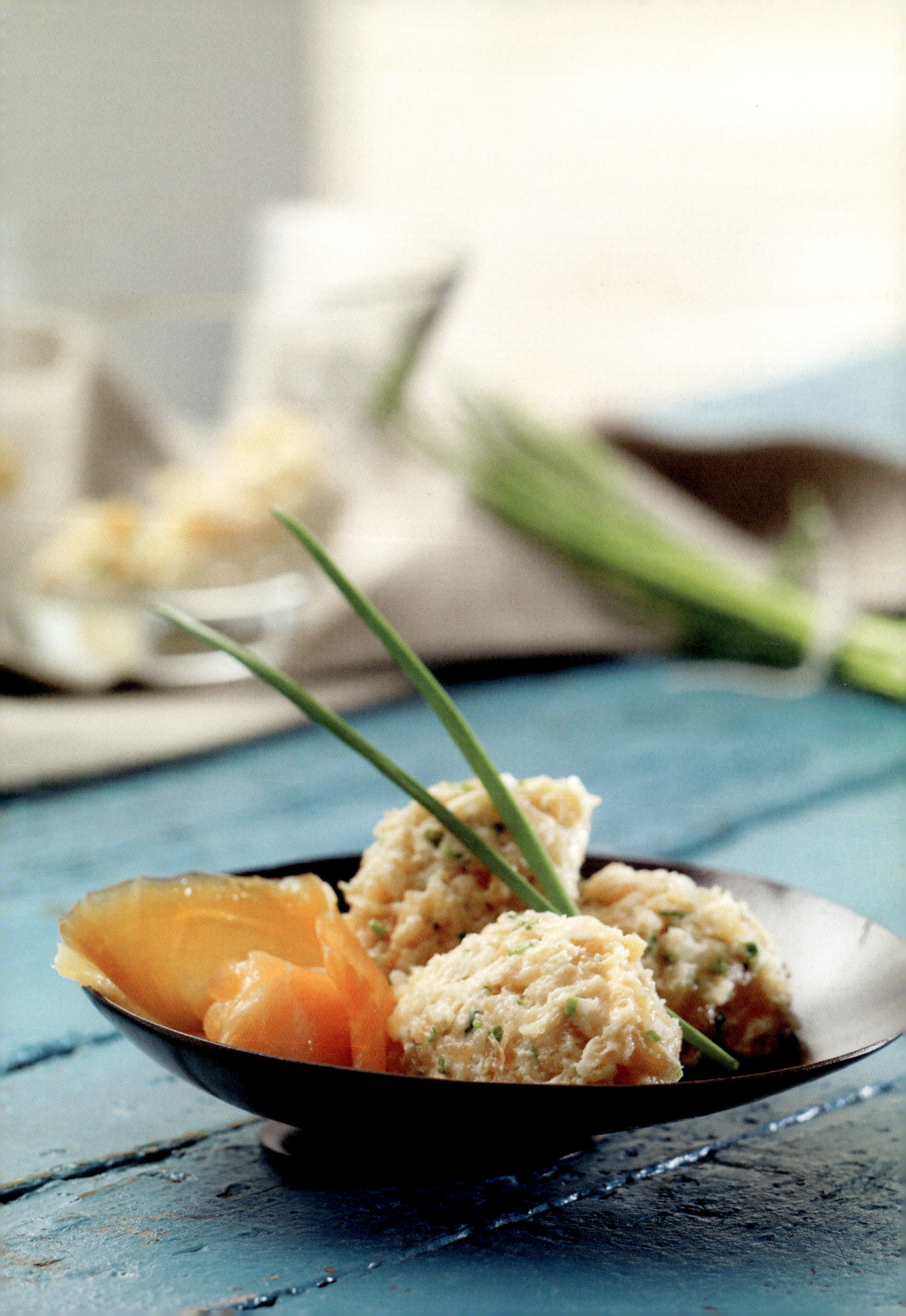

Rührei »Brillat-Savarin«

ZUTATEN

- 4 Eier
- 35 g Butter
- 70 g Gruyère, gerieben
- Salz
- Pfeffer

ZUBEREITUNG

Die Eier verquirlen und in eine beschichtete Pfanne gießen. Die Pfanne erwärmen, dann die Butter und zuletzt den Käse hinzufügen.

Die Pfanne weiter erhitzen und die Masse bis zur gewünschten Konsistenz rühren. Sie sollte Fäden ziehen.

Gegebenenfalls etwas salzen, kräftig pfeffern.

Auf zwei vorgewärmten Tellern servieren.

BEILAGENVORSCHLÄGE

- Gebutterte Scheibe Eiweißbrot.
- Frischkäse mit Avocado und Tomate (siehe Seite 78).

VARIANTEN

(evtl. ohne Käse – bei Gemüse auf KH achten!)

- Rührei mit Schinken und Zwiebeln
- Rührei mit Speck und Kräutern
- Rührei mit Tomaten und Oliven
- Rührei mit Paprika und Knoblauch
- Rührei mit Champignons und Zwiebeln
- Rührei mit Gemüse und Walnüssen
- Rührei mit Avocado und Garnelen
- Rührei mit Lachs und Meerrettich
- Rührei mit Forelle und Schnittlauch

2 Portionen à ca. 150 g	**pro Portion**	**pro 100 g**
Kohlenhydrate	0,9 g	0,6 g
Fett	40 g	26,6 g
Eiweiß	25,7 g	17,2 g
Kalorien	462 kcal	308 kcal

Schinkenröllchen

ZUTATEN

- 100 g Emmentaler, gerieben
- 80 g Sahne
- 1 Ei
- 50 g Mandeln, ungeschält gem.
- 5 g Petersilie, fein geschnitten
- Salz
- Pfeffer
- 100 g Schinken

ZUBEREITUNG

Den geriebenen Käse in eine Schüssel geben und mit Sahne, Ei, Mandeln und Petersilie vermischen. Mit Salz (Salzgehalt des Schinkens beachten!) und reichlich Pfeffer abschmecken.

Die Schinkenscheiben nebeneinander legen. Auf das erste Viertel je einen Löffel der Käsemasse geben und die Scheiben einrollen. Die Schinkenröllchen nebeneinander in eine ofenfeste Form (mit Deckel) legen.

Den Deckel auflegen und die Form in den Backofen (Mitte) stellen. Bei 180° ca. 30 Min. backen.

▸▸ *Tipp: Dazu passen Blattsalate mit Vinaigrette.*

VARIANTEN

- Salamiröllchen: Den Schinken durch große Salamischeiben ersetzen.
- Fleischlose Variante: Den Schinken durch Räucherlachs ersetzen.

2 Portionen à ca. 190 g	pro Portion	pro 100 g
Kohlenhydrate	3,3 g	1,7 g
Fett	50,3 g	26,5 g
Eiweiß	36,9 g	19,4 g
Kalorien	622 kcal	327 kcal

Gebackener Feta mit Gemüse

ZUTATEN

- 100 g Zucchini
- 50 g Kirschtomaten, rot
- 50 g Kirschtomaten, gelb
- 50 g Champignons
- 25 g Zwiebel
- 40 g Kräuterbutter
- 300 g Feta (2 Scheiben)
- 15 g Oliven, grün
- 15 g Oliven, schwarz
- ½–1 TL getrockneter Oregano

Außerdem:

- 1 kleine ofenfeste Form

ZUBEREITUNG

Das Gemüse waschen. Die Zucchini in dünne Scheiben schneiden, die Kirschtomaten halbieren, die Champignons vierteln. Die Zwiebel schälen, ebenfalls in dünne Scheiben schneiden und in einzelne Ringe teilen.

Den Boden einer ofenfesten Form mit der Hälfte der Kräuterbutter bestreichen. Die Fetascheiben darauf legen, das Gemüse daneben und zum Teil darauf anrichten. Den Rest der Kräuterbutter in kleinen Stückchen darüber geben, mit den Zwiebelringen und den Oliven garnieren und mit Oregano und evl. einigen Fetastückchen bestreuen.

Im Ofen bei 180° ca. 45 Minuten backen.

▸▸ *Tipp: Sollte der Schafskäse sehr salzig sein, diesen eine Weile in klares Wasser legen, dann wässert er etwas aus und wird milder.*

VARIANTEN

- Statt der (oder zusätzlich zu den) verwendeten Gemüsearten können auch andere Zutaten gewählt werden.
- Das Gericht kann zusätzlich mit geriebenem Käse bestreut werden.

2 Portionen à ca. 300 g	pro Portion	pro 100 g
Kohlenhydrate	4,6 g	1,5 g
Fett	46,9 g	15,6 g
Eiweiß	29,7 g	10 g
Kalorien	565 kcal	188 kcal

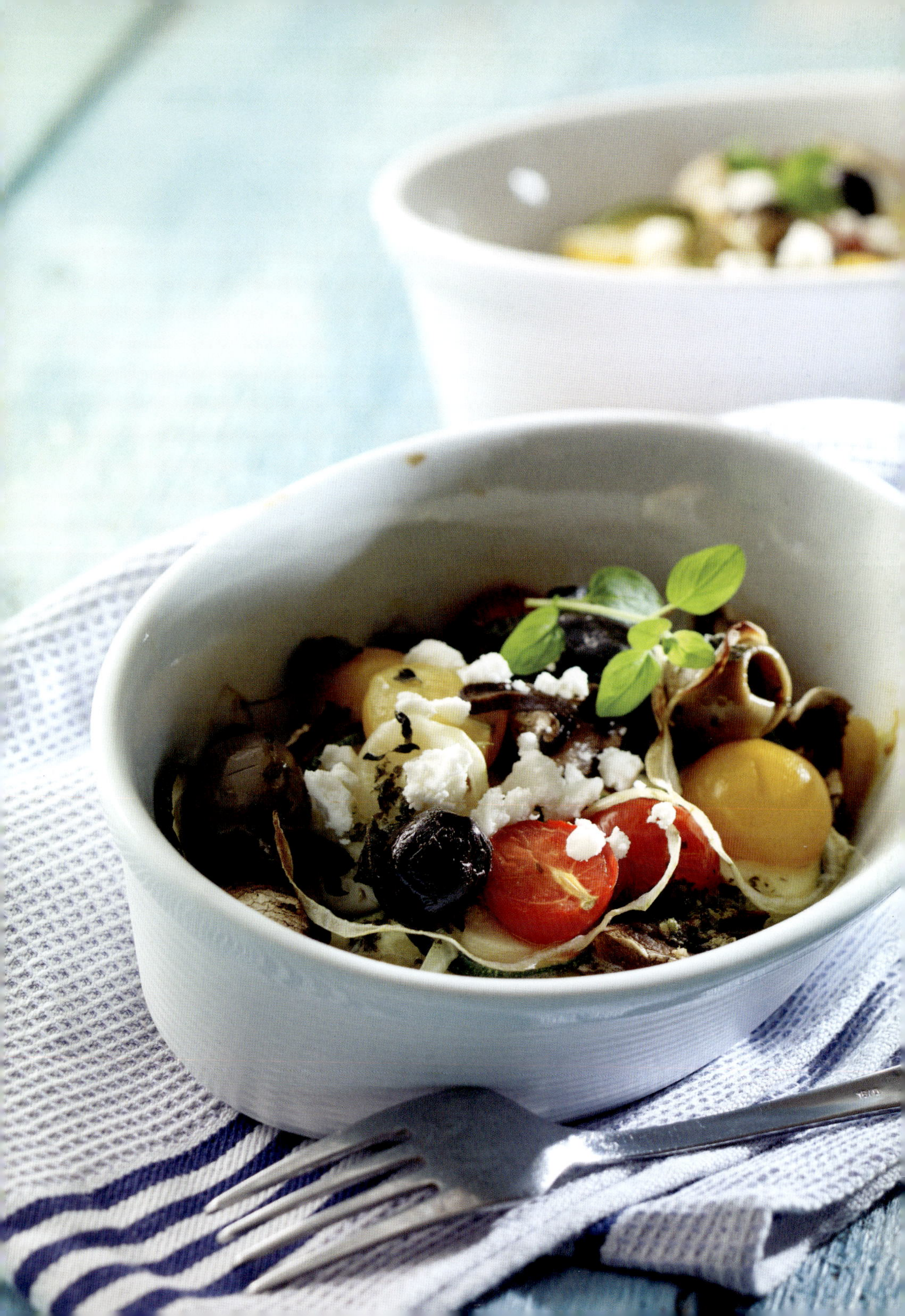

Flammkuchen

ZUTATEN

Teig:

- 25 g Leinsamen, geschrotet
- 50 g Mandeln, ungeschält gem.
- 5 g Backpulver
- 1 TL (3 g) getrockneter Oregano
- Salz
- 1 Ei
- 1 Eiweiß
- 10 g Olivenöl + Öl für die Form
- 40 g Emmentaler, gerieben

Belag:

- 100 g Lauch
- 250 g Crème fraîche (mit Kräutern)
- 1 Eigelb
- 100 g Katenschinken, gewürfelt

ZUBEREITUNG

Für den Teig die trockenen Zutaten (außer dem Käse) vermischen, Ei, Eiweiß und Öl hinzufügen und alles gut verrühren. Sollte der Teig zu fest sein, etwas Wasser hinzufügen.

Den Teig in eine geölte Springform (ø 24 cm) geben, gleichmäßig verstreichen und mit Käse bestreuen. Im Ofen (Mitte) bei 180° 15–20 Min. backen.

Inzwischen für den Belag den Lauch waschen, trocken schütteln, in dünne Scheiben schneiden und in einzelne Ringe zerlegen. Die Crème fraîche mit dem Eigelb verrühren und die Hälfte des Lauchs unterrühren.

Die Form aus dem Ofen nehmen. Die Lauchmasse auf den Boden geben, die Schinkenwürfel darüber verteilen und mit den übrigen Lauchringen garnieren. Noch einmal für ca. 20 Min. in den Ofen schieben.

BEILAGENVORSCHLAG

- Dazu passen Blattsalate.

VARIANTEN

- Die Schinkenwürfel durch Garnelen oder Lachs ersetzen.
- Lauch durch Zwiebeln ersetzen.

3 Portionen à ca. 225 g	pro Portion	pro 100 g
Kohlenhydrate	5,4 g	2,4 g
Fett	49,9 g	22,2 g
Eiweiß	23,1 g	10,3 g
Kalorien	573 kcal	255 kcal

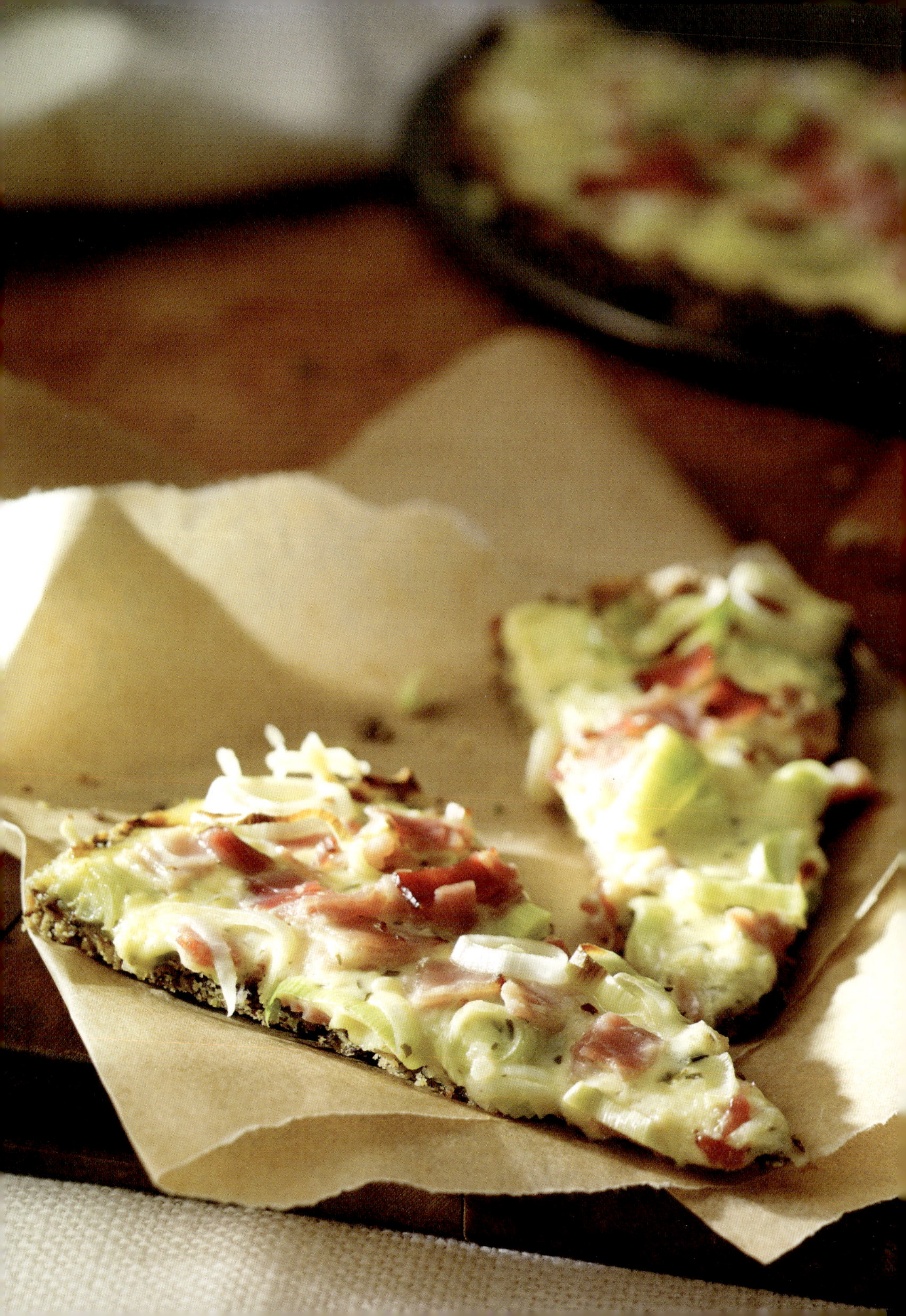

Chicoréegratin

ZUTATEN

- 250 g Chicorée
- 25 g Kräuterbutter
- 150 g Kochschinken (am besten 4 längliche Scheiben)
- 150 g Ziegenkäse mit Bockshornklee (Schnittkäse, in Scheiben)
- 1 Ei
- 50 g Sojamilch
- 50 g Emmentaler, gerieben
- 25 g Parmesan oder Pecorino, gerieben
- Salz
- Pfeffer
- Muskatnuss

Außerdem:

- 1 kleine ofenfeste Form
- 1 Bratschlauch

ZUBEREITUNG

Den Chicorée waschen, längs halbieren und den Stunk jeweils keilförmig herausschneiden. Die Schnittflächen mit der Kräuterbutter bestreichen.

Den Schinken mit dem Käse belegen, die Chicoréehälften darin einrollen und nebeneinander in eine kleine ofenfeste Form legen.

Ei, Sojamilch und Käse verrühren, mit Salz, Pfeffer und Muskatnuss abschmecken und über das Gemüse geben.

Die Form in einen Bratschlauch schieben, diesen verschließen und das Gericht bei mittlerer Hitze ca. 30 Min. dünsten.

VARIANTEN

- Statt Ziegenkäse können auch andere Käsesorten, wie z. B. Emmentaler, Mozzarella oder Gouda, verwendet werden.
- Den Kochschinken durch Räucherlachs ersetzen und einige Garnelen in die Sauce geben.

2 Portionen à 375 g	pro Portion	pro 100 g
Kohlenhydrate	4,1 g	1,1 g
Fett	48,6 g	13 g
Eiweiß	49,2 g	13,1 g
Kalorien	650 kcal	173 kcal

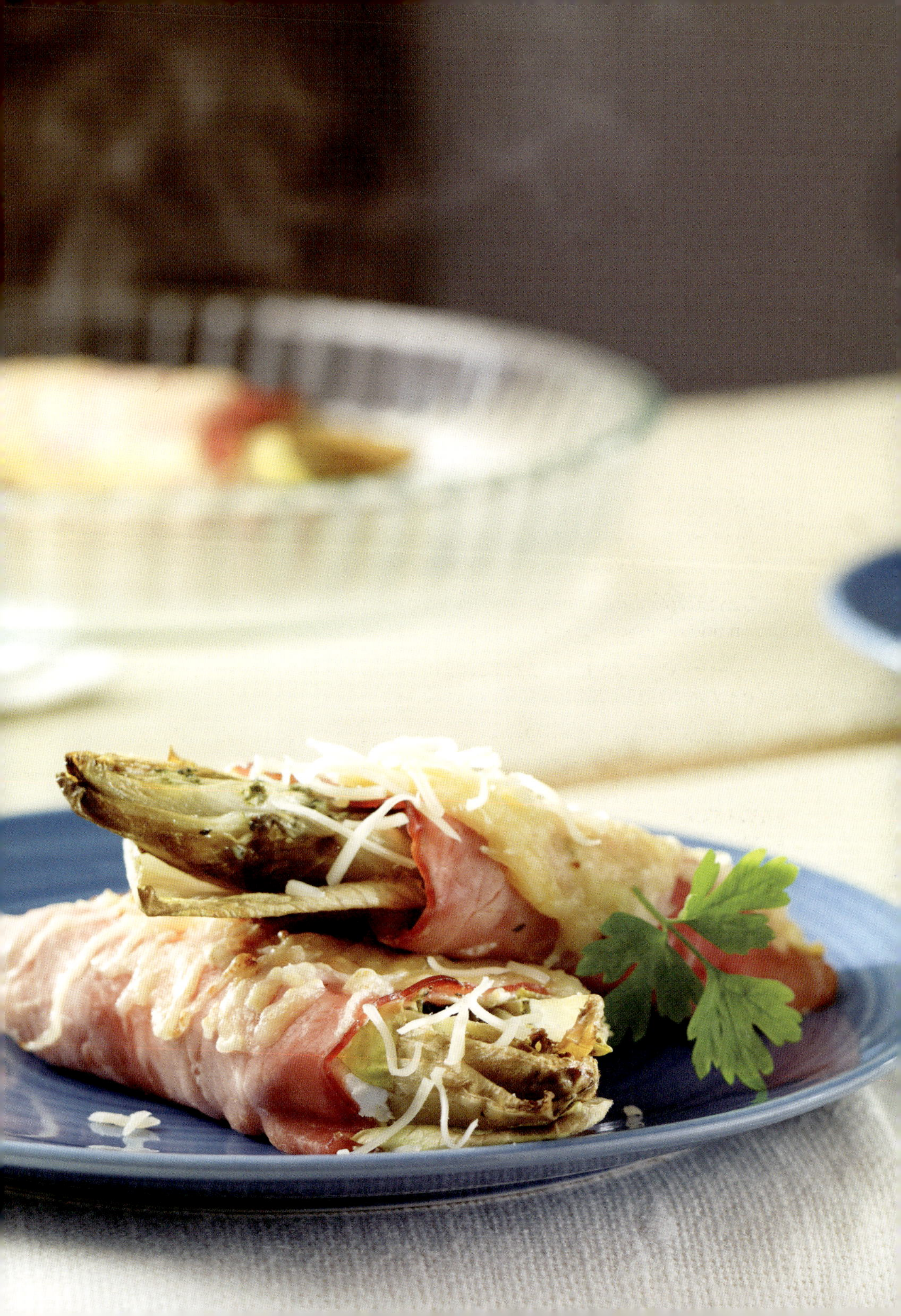

Blumenkohl überbacken

ZUTATEN

- 400 g Blumenkohl
- Salz
- 1 TL (5 g) Sahne
- 20 g Zwiebel
- 20 g Butterschmalz
- 200 g gemischtes Hackfleisch
- Pfeffer

Sauce:

- 20 g Butterschmalz
- 40 g Mandeln, blanchiert gem.
- 100 g Sojamilch
- 40 g Schmelzkäse
- 5 g Petersilie, fein geschnitten

ZUBEREITUNG

Den Blumenkohl waschen, putzen, in Röschen zerteilen und diese in Salzwasser und Sahne (erhält die Farbe des Kohls) etwa 15 Min. kochen. Danach abgießen. (Das Wasser eignet sich gut zur Herstellung einer Suppe.)

Die Zwiebel schälen, fein würfeln und in Butterschmalz dünsten. Das Hackfleisch zugeben und unter Wenden krümelig anbraten. Mit Salz und Pfeffer würzen.

Für die Sauce das Butterschmalz zerlassen und die Mandeln unter Rühren hinzufügen. Eine Weile köcheln lassen, dann die Sojamilch einrühren. Wenn die Masse erneut kocht, den klein geschnittenen Schmelzkäse hinzufügen und so lange rühren, bis er sich aufgelöst hat.

Das Hackfleisch in eine ofenfeste Form geben, die Blumenkohlröschen darauf verteilen und die Sauce darüber gießen.

Im Ofen bei mittlerer Hitze ca. 30 Min. überbacken. Mit der Petersilie bestreut servieren.

VARIANTEN

- Den Blumenkohl durch Brokkoli ersetzen.
- Vegetarisch: Das Hackfleisch durch Räuchertofu ersetzen.

3 Portionen à ca. 260 g	pro Portion	pro 100 g
Kohlenhydrate	3,1 g	1,2 g
Fett	37,9 g	14,6 g
Eiweiß	21,4 g	8,2 g
Kalorien	441 kcal	170 kcal

Chili con Carne

ZUTATEN

- 10 g Zwiebel
- 1 Zehe (5 g) Knoblauch
- 1 Chilischote
- 150 g Champignons
- 100 g Zucchini
- 50 g Möhren
- 30 g rote Paprika
- 30 g gelbe Paprika
- 50 g Olivenöl
- 250 g gemischtes Hackfleisch
- 80 g Sojaflocken
- 200 g Tomatenfruchtfleisch in Stücken
- 200 g Wasser
- Salz
- Pfeffer
- Paprikapulver, edelsüß
- Kreuzkümmel
- 100 g Feta
- 5 g Petersilie, fein geschnitten

ZUBEREITUNG

Zwiebel und Knoblauch schälen und fein würfeln. Die Chili waschen, halbieren, entkernen und klein schneiden. Pilze putzen und ebenfalls klein schneiden. Das übrige Gemüse waschen. Dann Zucchini und Möhren längs halbieren und in Scheiben schneiden, Paprika vierteln, entkernen und in Streifen schneiden.

Das Öl in einem Topf erhitzen. Zwiebel und Knoblauch darin glasig dünsten. Dann das Hackfleisch hinzufügen und krümelig anbraten. Chili, Sojaflocken, Gemüse, Tomatenstückchen und Wasser hinzugeben.

Bei mittlerer Hitze ca. 30 Min. köcheln lassen, zwischendurch umrühren und ggf. mit etwas Brühe oder Wasser auf die gewünschte Konsistenz bringen. Mit Salz, Pfeffer, Paprikapulver und Kreuzkümmel abschmecken. Mit zerkrümeltem Feta und Petersilie bestreut servieren.

VEGETARISCHE VARIANTE

- Das Hackfleisch durch in Würfel geschnittenen Tofu ersetzen.

4 Portionen à ca. 250 g	pro Portion	pro 100 g
Kohlenhydrate	4,9 g	2 g
Fett	33,5 g	13,4 g
Eiweiß	25,4 g	10,2 g
Kalorien	424 kcal	170 kcal

Sauerkrautgemüse

ZUTATEN

- 200 g Mettwürstchen
- 350 g Weißkohl
- 50 g Rapsöl
- 100 g Schinken, gewürfelt
- 250 g Sauerkraut
- 150 g Tomaten, geschält
- 200 g Wasser
- Salz
- Pfeffer
- Paprikapulver

ZUBEREITUNG

Die Mettwürstchen in ca. 5 mm dicke Scheiben schneiden. Den Weißkohl waschen, achteln, den Strunk herausschneiden, fein hobeln oder schneiden.

Das Öl in einem Topf erhitzen. Schinkenwürfel und Mettwurstscheiben dazugeben und anbraten.

Weißkohl, Sauerkraut, Tomaten und Wasser hinzufügen und alles zum Kochen bringen. Ca. 1 Std. köcheln lassen, zwischendurch umrühren.

Mit Salz, Pfeffer und Paprikapulver abschmecken.

VEGETARISCHE VARIANTE

- Statt Schinkenwürfeln und Würstchen Räuchertofu verwenden.

4 Portionen à ca. 250 g	pro Portion	pro 100 g
Kohlenhydrate	4,7 g	1,9 g
Fett	24,7 g	9,9 g
Eiweiß	18,4 g	7,4 g
Kalorien	320 kcal	128 kcal

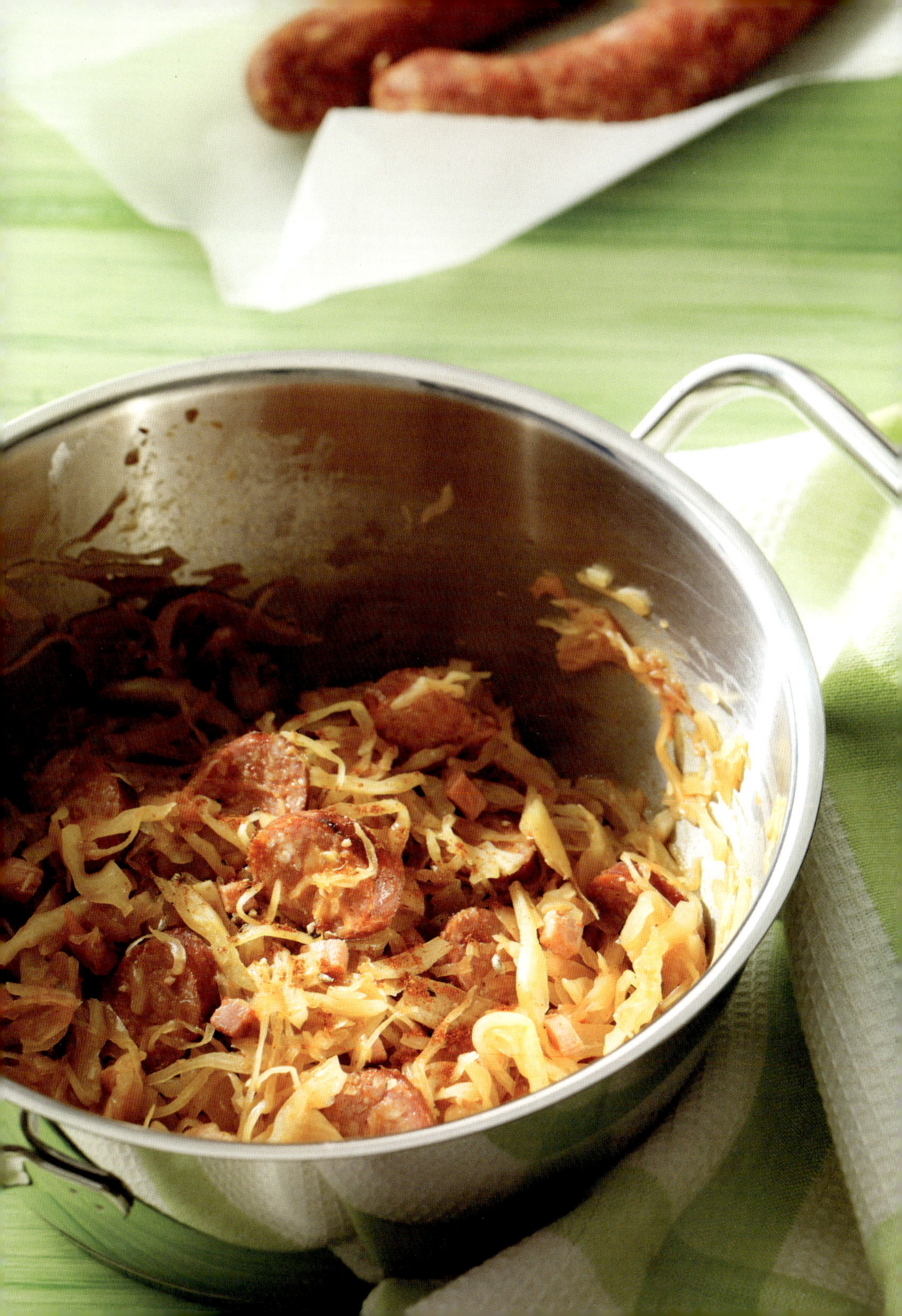

Blumenkohlpüree

ZUTATEN

- 400 g Blumenkohl
- Salz
- 1 TL (5 g) Sahne (nach Belieben)
- 50 g Mascarpone
- Pfeffer
- Muskatnuss, frisch gerieben

ZUBEREITUNG

Den Blumenkohl waschen, zerteilen und in Salzwasser ca. 20 Min. dünsten. Um die helle Farbe des Blumenkohls zu erhalten, kann dem Wasser etwas Sahne beigefügt werden.

Wasser abgießen (es eignet sich gut zur Herstellung einer Suppe) und den Blumenkohl mit einem Kartoffelstampfer pürieren.

Den Mascarpone unterrühren.

Mit Salz, Pfeffer und Muskatnuss abschmecken.

▸▸ *Tipp: Das Püree eignet sich gut als Beilage für Schnitzel, Bratwurst, Frikadellen usw.*

VARIANTEN

Statt des Blumenkohls können auch andere Gemüsearten, wie z. B. Sellerie (4 g KH/Portion), Brokkoli (4,6 g KH/Portion) und Rosenkohl (5,2 g KH/Portion), verwendet werden.

2 Portionen à ca. 220 g	pro Portion	pro 100 g
Kohlenhydrate	4 g	1,8 g
Fett	10,3 g	4,7 g
Eiweiß	5,9 g	2,7 g
Kalorien	132 kcal	60 kcal

Käsesuppe

ZUTATEN

- 50 g gemischtes Hackfleisch
- 10 g Butterschmalz
- 50 g Lauch
- 150 g Wasser
- 150 g Sojamilch
- 200 g Käsecreme Minus L
- Salz
- Pfeffer
- Knoblauch

ZUBEREITUNG

Das Hackfleisch in Butterschmalz krümelig anbraten, herausnehmen und beiseite stellen.

Den Lauch in dünne Scheiben schneiden, waschen und in der Pfanne mit dem Butterschmalz glasig dünsten. Mit Wasser und Sojamilch ablöschen und in einen Topf geben.

Die Käsecreme hinzufügen und das Ganze so lange erwärmen, bis sie geschmolzen ist.

Das Hackfleisch hinzugeben und die Suppe kurz aufkochen. Mit Salz, Pfeffer und Knoblauch abschmecken.

SERVIERVORSCHLAG

Mit eingerührtem, fein geschnittenem frischem Gemüse, wie frischen Champignons, Gurken, Tomaten und Paprika, servieren.

2 Portionen à ca. 300 g	pro Portion	pro 100 g
Kohlenhydrate	0,8 g	0,3 g
Fett	39,1 g	13 g
Eiweiß	19,4 g	6,5 g
Kalorien	432 kcal	144 kcal

Brokkolicremesuppe mit Räucherlachs

ZUTATEN

- 200 g Brokkoli
- 20 g Zwiebel
- 50 g Räucherlachs
- 20 g Butterschmalz
- 500 g Wasser
- 5 g klare Gemüsebrühe (Instant)
- 1 Eigelb
- 50 g Sahne
- Salz
- Pfeffer

ZUBEREITUNG

Den Brokkoli waschen und in Röschen zerteilen, die Stiele klein schneiden. Die Zwiebel schälen und fein würfeln. Den Lachs in Streifen schneiden.

Das Fett in einem Topf erhitzen. Die Zwiebeln darin glasig dünsten, den Brokkoli hinzufügen und kurz mitdünsten, dann Wasser und Brühe hinzufügen. 10–15 Min. bei mittlerer Hitze köcheln lassen.

Einige Röschen herausnehmen und beiseite legen. Den Brokkoli in der Brühe pürieren.

Den Topf vom Herd nehmen. Das Eigelb mit der Sahne verquirlen und einrühren. Mit Salz und Pfeffer abschmecken.

Die Suppe in zwei Schälchen anrichten und mit den Brokkoliröschen und einigen Lachsstreifen garnieren.

VARIANTEN

Es können auch andere Gemüsesorten, wie Blumenkohl (2,9 g KH/Portion) oder Rosenkohl (3,5 g KH/Portion), verwendet werden.

2 Portionen à ca. 350 g	pro Portion	pro 100 g
Kohlenhydrate	3,2 g	0,9 g
Fett	21,7 g	6,2 g
Eiweiß	9 g	2,6 g
Kalorien	243 kcal	69 kcal

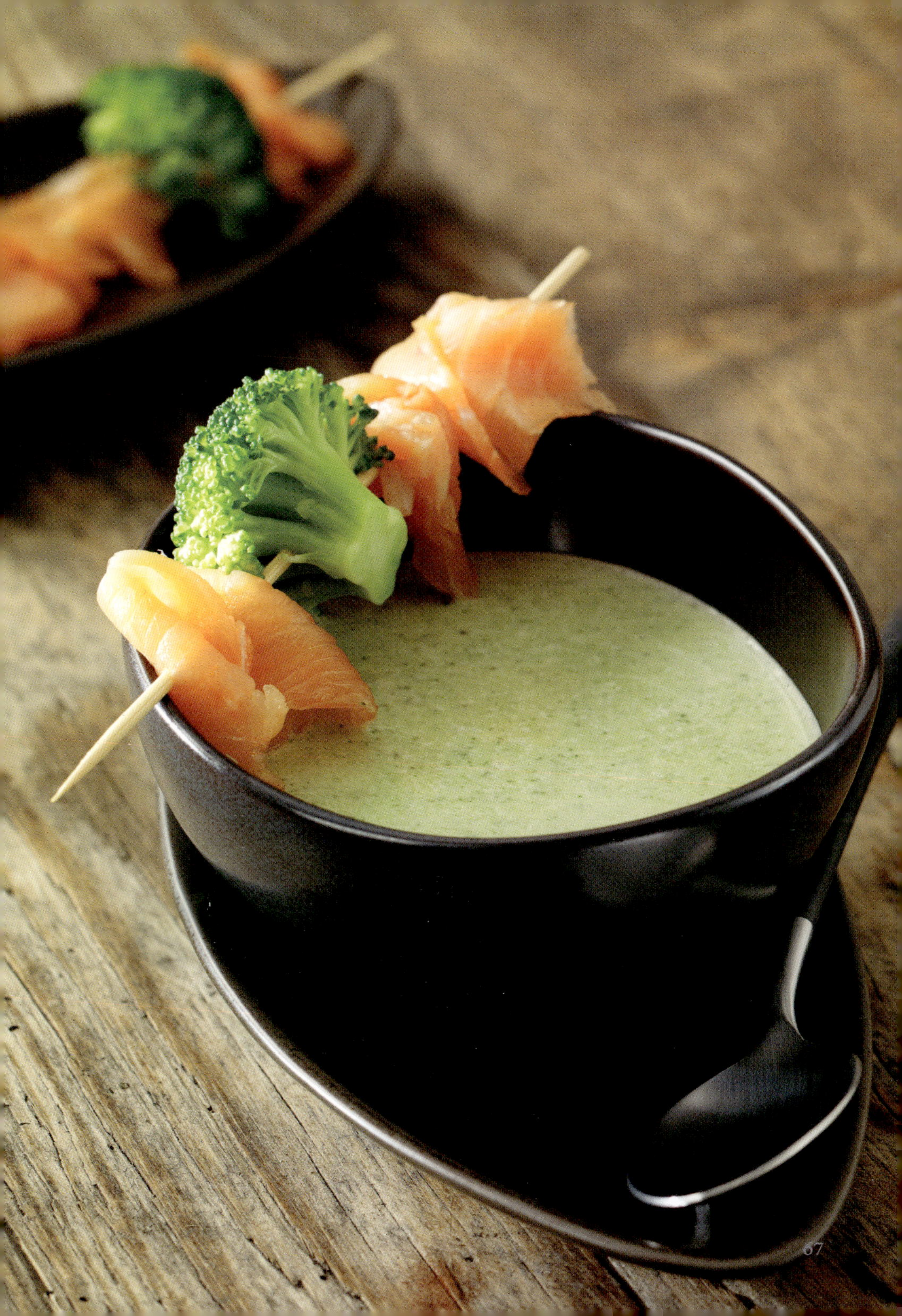

Avocadokaltschale

ZUTATEN

- 25 g Zwiebel
- 1–2 Avocado (benötigt werden 200 g Fruchtfleisch)
- 1 Limette (für 10 g Saft)
- 400 g Sojamilch
- 100 g Crème fraîche mit Kräutern
- Salz
- Pfeffer
- 40 g Garnelen

ZUBEREITUNG

Die Zwiebel schälen und würfeln, die Limette pressen. Die Avocado halbieren und entsteinen. 200 g Fruchtfleisch mit einem Löffel herauslösen und mit der Zwiebel und dem Limettensaft pürieren.

Die übrigen Zutaten hinzufügen und mit dem Pürierstab mixen. Die Avocadokaltschale mit Salz und Pfeffer abschmecken und vor dem Servieren mindestens 1 Std. in den Kühlschrank stellen.

Mit Garnelen bestreut servieren.

SERVIERVORSCHLAG

- In zwei Portionen geteilt, eignet sich die Kaltschale als erfrischendes Hauptgericht.
- Schmeckt auch warm (Mikrowelle).

3 Portionen à ca. 255 g	pro Portion	pro 100 g
Kohlenhydrate	1,7 g	0,7 g
Fett	28,6 g	11,2 g
Eiweiß	9,1 g	3,6 g
Kalorien	299 kcal	117 kcal

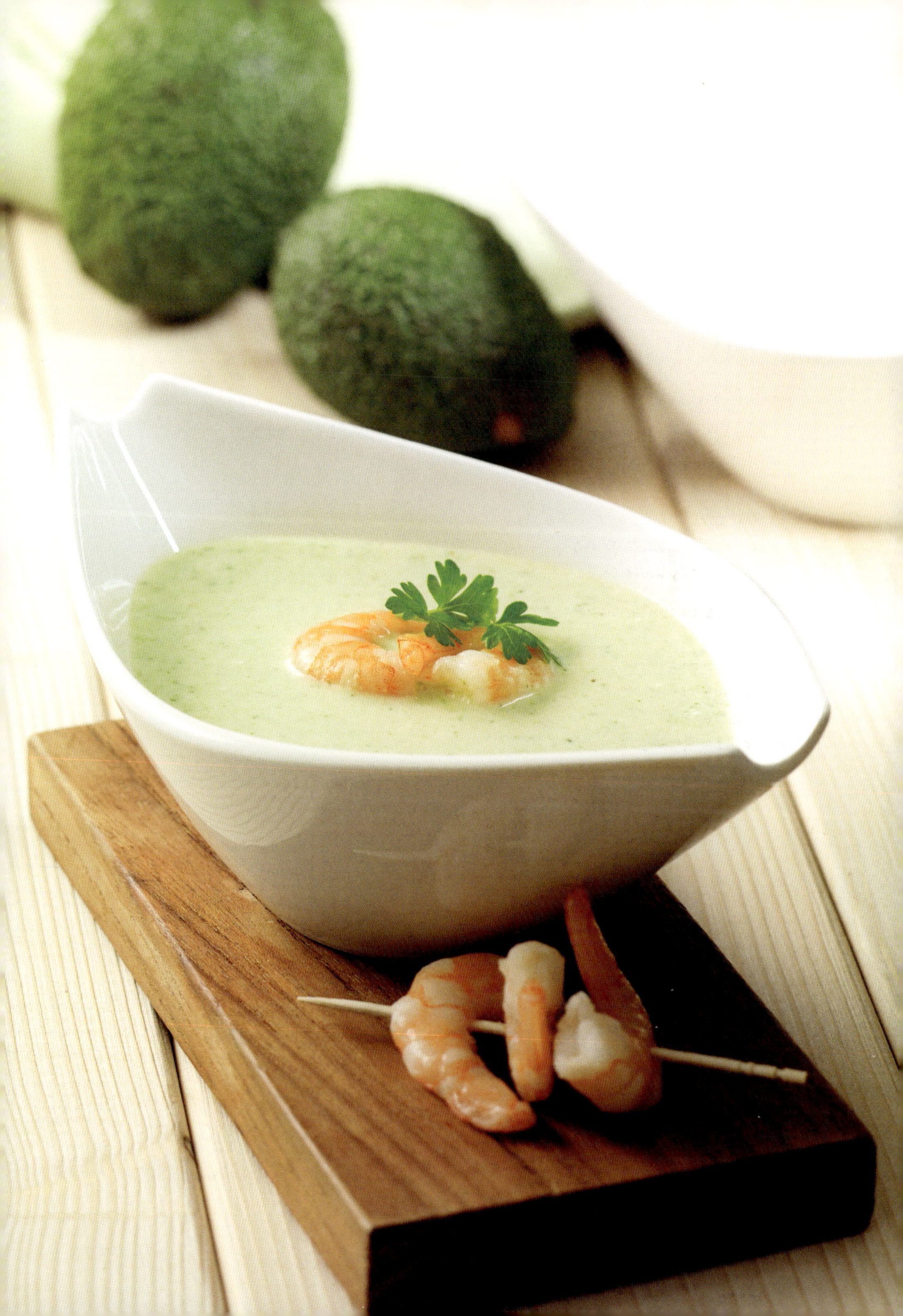

Gemüsetaler

ZUTATEN

- 1 Ei
- 30 g Mandeln, ungeschält gem.
- 20 g Eiweißpulver, neutral
- 100 g Zucchini
- 100 g Möhren
- 20 g Macadamianüsse
- Salz
- Pfeffer
- 20 g Sesam

ZUBEREITUNG

Das Ei mit Mandeln und Eiweißpulver verrühren. Zucchini und Möhren waschen, putzen, in feine Streifen hobeln und unter die Masse geben. Macadamianüsse grob hacken und hinzufügen. Mit Salz und Pfeffer abschmecken.

Aus der Gemüsemasse Taler von ca. 8 cm Durchmesser formen und auf einen mit Sesam bestreuten Teller legen. Die Taler andrücken (damit der Sesam haftet) und mit der anderen Seite auf ein Backblech legen. Im Ofen (Mitte) bei 180° ca. 20 Min. backen.

▸▸ *Tipp: Die Gemüsetaler passen zu allen Fleisch- und Eiergerichten und zu Salaten.*

2 Portionen à ca. 170 g	pro Portion	pro 100 g
Kohlenhydrate	4,6 g	2,7 g
Fett	27,1 g	16 g
Eiweiß	19,5 g	11,5 g
Kalorien	349 kcal	205 kcal

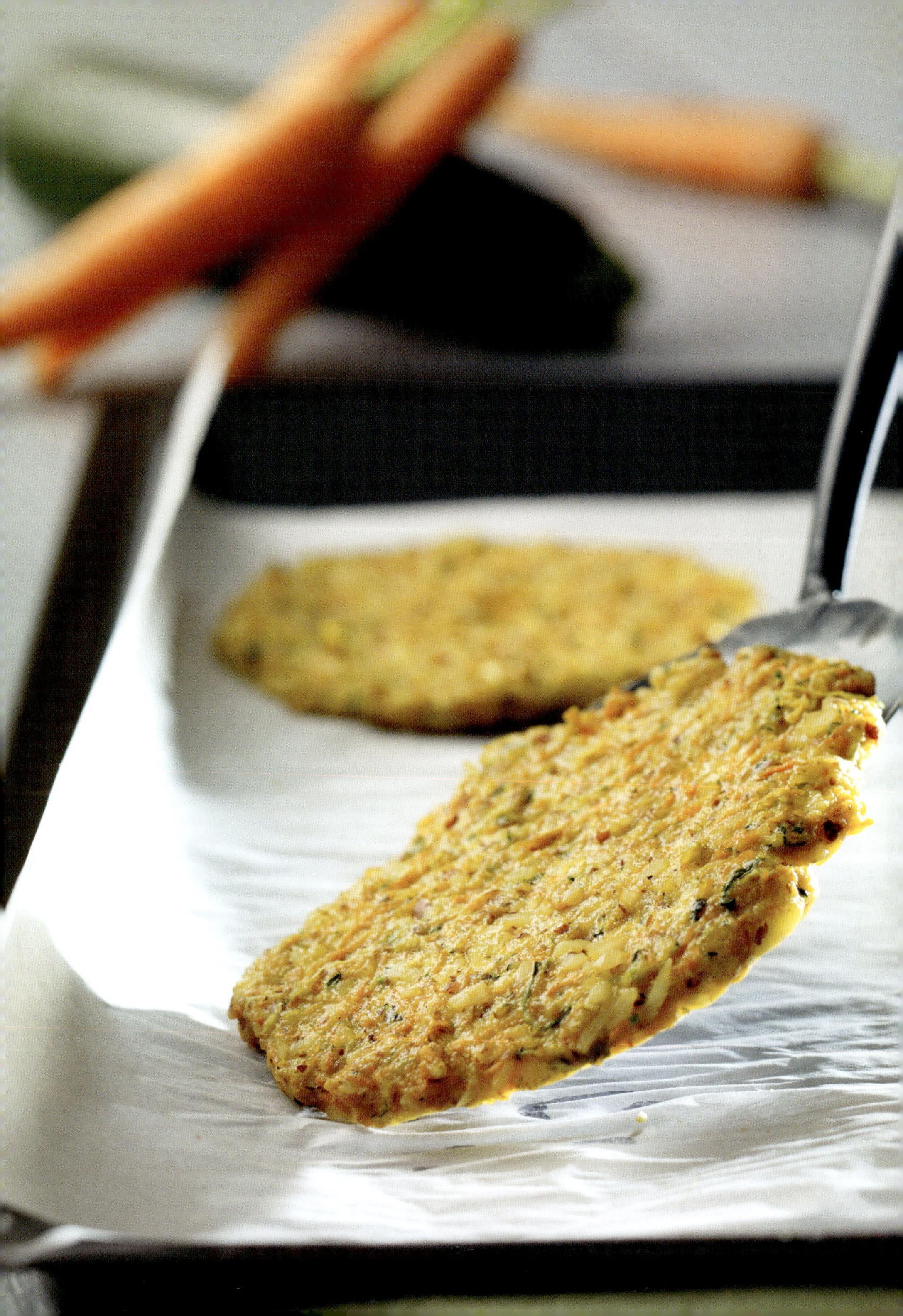

Frischkäseklößchen

ZUTATEN

- 10 g Basilikumblättchen
- 100 g Körniger Frischkäse
- 100 g Frischkäse
- 1 Ei
- 90 g Mandeln, ungeschält gem.
- 30 g Eiweißpulver, neutral
- Salz
- Pfeffer

ZUBEREITUNG

Das Basilikum waschen, trocken schütteln und in feine Streifen schneiden. Den Körnigen Frischkäse durch ein Sieb streichen und mit den übrigen Zutaten und dem Basilikum gut verrühren. Mit Pfeffer und – falls gewünscht – Salz würzen. 30 Min. kalt stellen.

Von der Frischkäsemasse mit einem Teelöffel etwas Teig abstechen, zwischen den Händen oder mit zwei Löffeln zu Klößchen formen und diese auf einen Teller legen (ergibt etwa 20 walnussgroße Klößchen).

In einem Kochtopf Wasser mit Salz aufkochen. Vom Herd nehmen, die Klößchen hineingeben. Den Topfdeckel auflegen und die Klößchen ca. 20 Min. gar ziehen lassen.

Die Klößchen mit einer Schaumkelle herausnehmen, abtropfen lassen und in eine Schüssel geben.

▸▸ *Tipp: Je nach gewünschter Konsistenz mehr oder weniger Mandeln/Eiweißpulver verwenden.*

SERVIERVORSCHLÄGE

- Klößchen mit Parmesan bestreut oder in einer Tomatensauce servieren.
- Klößchen in Butter anbraten (evtl. mit Zwiebeln und Speck).

VARIANTEN

- Die Klößchen nur mit Frischkäse herstellen.
- Klößchen mit blanchiert gemahlenen Mandeln herstellen.
- Die Klößchen können auch süß zubereitet werden.

2 Portionen à ca. 200 g	**pro Portion**	**pro 100 g**
Kohlenhydrate	4,2 g	2,1 g
Fett	43,2 g	21,6 g
Eiweiß	34,9 g	17,5 g
Kalorien	558 kcal	279 kcal

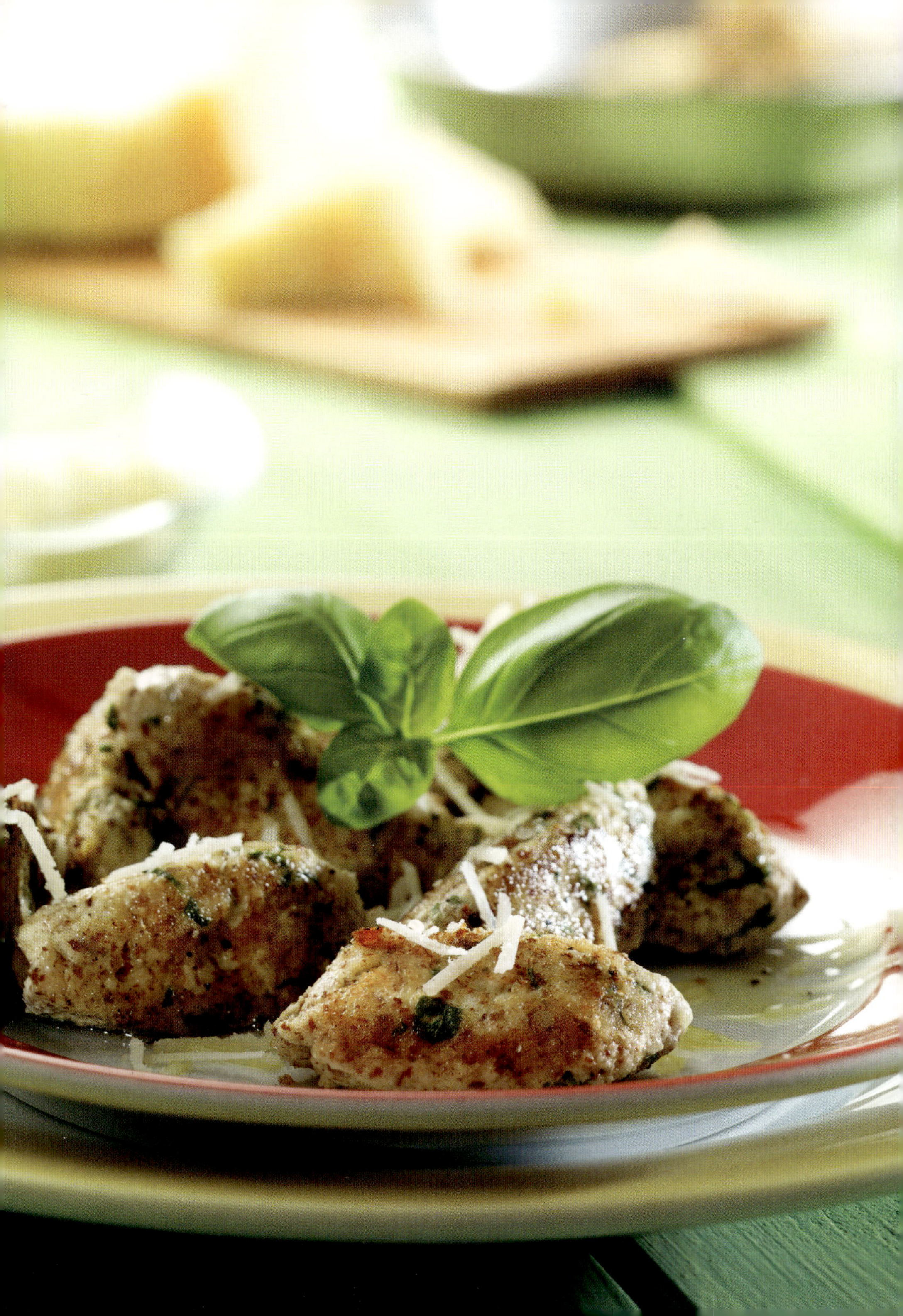

Selleriestifte mit Kümmel

ZUTATEN

- 300 g Sellerie
- Salz
- 30 g natives Kokosöl
- 4 Teelöffel Currypulver
- 2 Teelöffel Paprikapulver
- 5 g Kümmel
- ca. 1 g Süßstoff, flüssig

ZUBEREITUNG

Sellerie in Stifte schneiden und in Salzwasser bissfest dünsten.

Für die Marinade das Öl erwärmen. Currypulver, Paprikapulver, ¼ TL Salz, Kümmel und den Süßstoff hinzufügen und gut verrühren.

Das Wasser abgießen und das Gemüse abtropfen lassen.

Die Marinade über das warme Gemüse geben, alles gut vermischen und durchziehen lassen.

▸▸ *Tipp: Die Selleriestifte passen zu Fleisch, Fisch und Eierspeisen.*

SERVIERVORSCHLAG

- Warm oder kalt servieren.

VARIANTE

- Sellerie durch Kohlrabi ersetzen (6,4 g KH/Portion).

2 Portionen à ca. 160 g	**pro Portion**	**pro 100 g**
Kohlenhydrate	4,6 g	2,9 g
Fett	15,9 g	9,9 g
Eiweiß	3,1 g	2 g
Kalorien	172 kcal	108 kcal

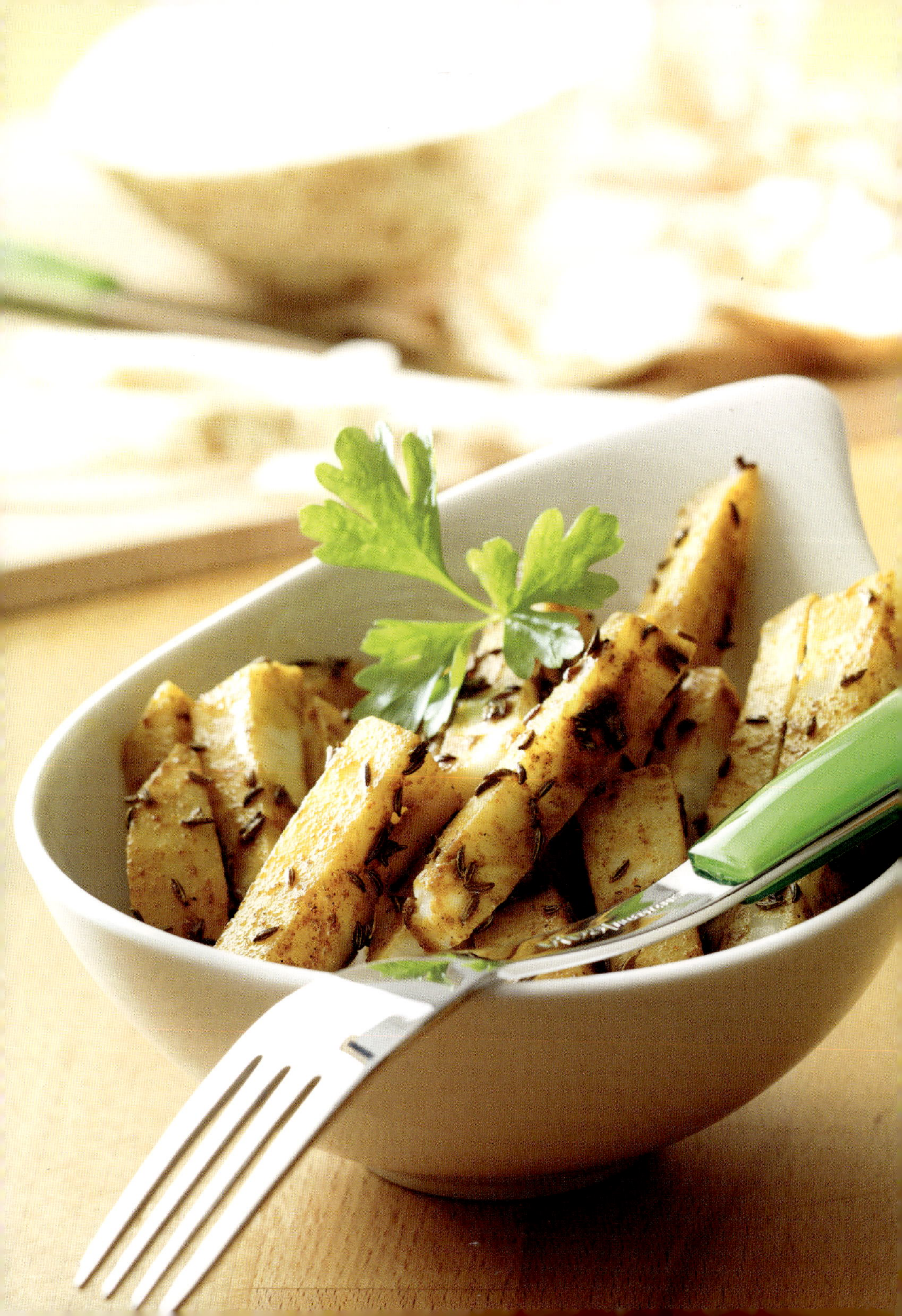

Feldsalat mit Beeren und Walnüssen

ZUTATEN

- 100 g Feldsalat
- 40 g Sahne
- 40 g Soja Cuisine
- 20 g Wasser
- 10 g Limettensaft
- ca. 4 g Süßstoff, flüssig
- 20 g Himbeeren
- 10 g Heidelbeeren
- 20 g Walnüsse, gehackt

ZUBEREITUNG

Den Salat waschen und trocken schütteln.

Sahne, Soja Cuisine, Wasser, Limettensaft und Süßstoff verrühren und den Salat mit der Sauce anmachen.

Beeren verlesen und mit den Nüssen darüber geben.

Tipp: Der Salat kann mit Geflügelfleisch, Käse, Ei usw. ergänzt werden und dann als Hauptmahlzeit dienen.

VARIANTEN

- Nur mit 80 g Sahne (ohne Soja Cuisine): 3,9 g KH/Portion.
- Der Salat kann statt süß auch mit einer Vinaigrette zubereitet werden.

2 Portionen à ca. 130 g	**pro Portion**	**pro 100 g**
Kohlenhydrate	3,2 g	2,4 g
Fett	16,4 g	12,6 g
Eiweiß	3,6 g	2,8 g
Kalorien	176 kcal	135 kcal

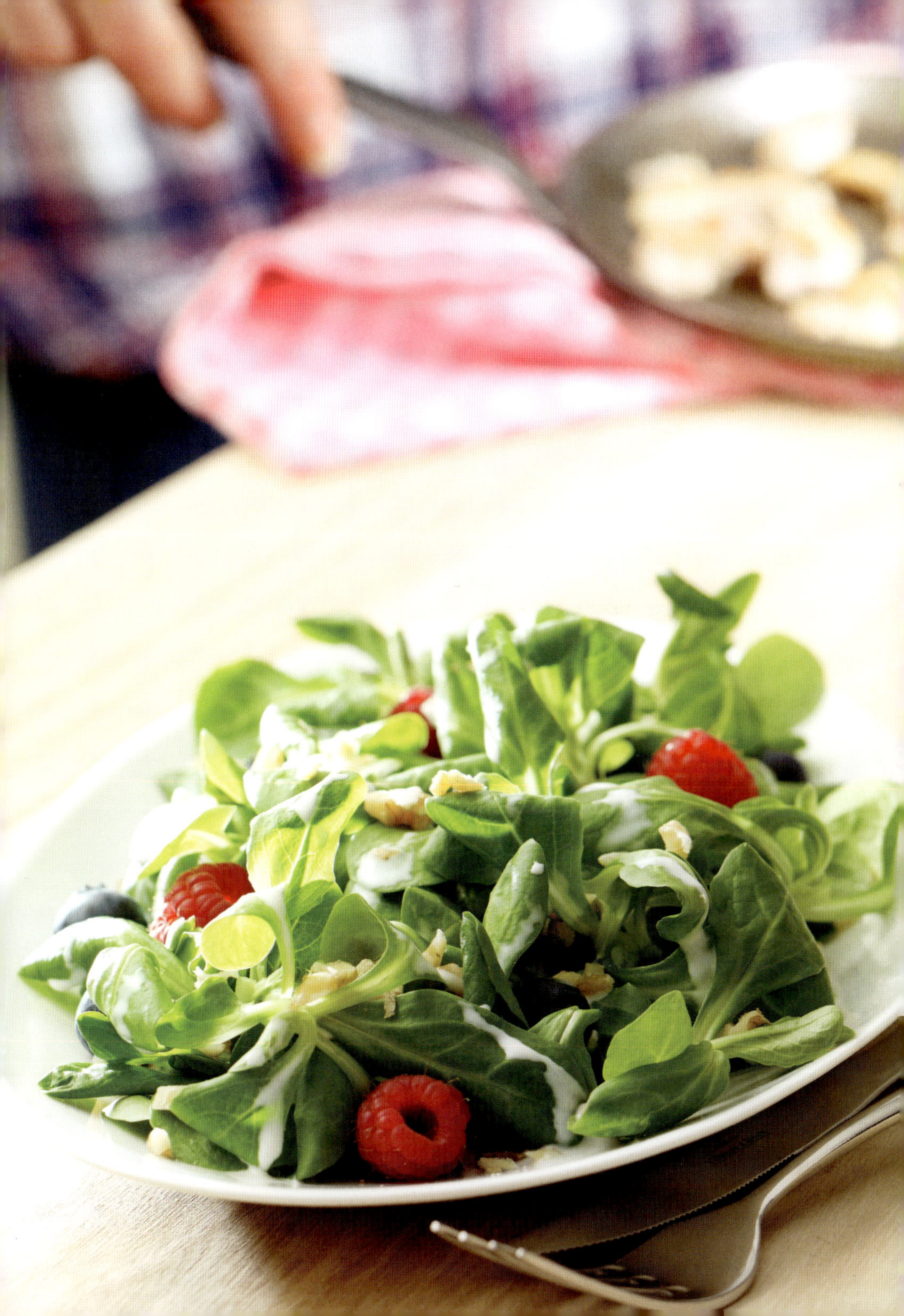

Frischkäse mit Avocado und Tomate

ZUTATEN

- 300 g Körniger Frischkäse
- 75 g Crème fraîche
- 100 g Tomate
- 1 Avocado (benötigt werden 100 g Fruchtfleisch)
- 1 TL (5 g) Limettensaft
- Salz
- Pfeffer

ZUBEREITUNG

Frischkäse und Crème fraîche verrühren.

Die Tomaten in Würfel schneiden und dabei den Stielansatz entfernen.

Die Avocado halbieren und entsteinen, 100 g Fruchtfleisch mit einem Löffel herauslösen, in kleine Stücke schneiden und mit dem Limettensaft beträufeln. Mit den Tomatenwürfeln zum Frischkäse geben und vorsichtig unterrühren.

Mit Salz und Pfeffer abschmecken.

BEILAGENVORSCHLAG

- Gebutterte Scheibe Eiweißbrot.
- Überbackenes Mozzarellabrot (Siehe Seite 46).

VARIANTEN

- Wurst- oder Käsewürfel hinzufügen.
- Thunfisch hinzufügen.

2 Portionen à 290 g	pro Portion	pro 100 g
Kohlenhydrate	4,1 g	1,4 g
Fett	29,6 g	10,2 g
Eiweiß	21,9 g	7,6 g
Kalorien	370 kcal	128 kcal

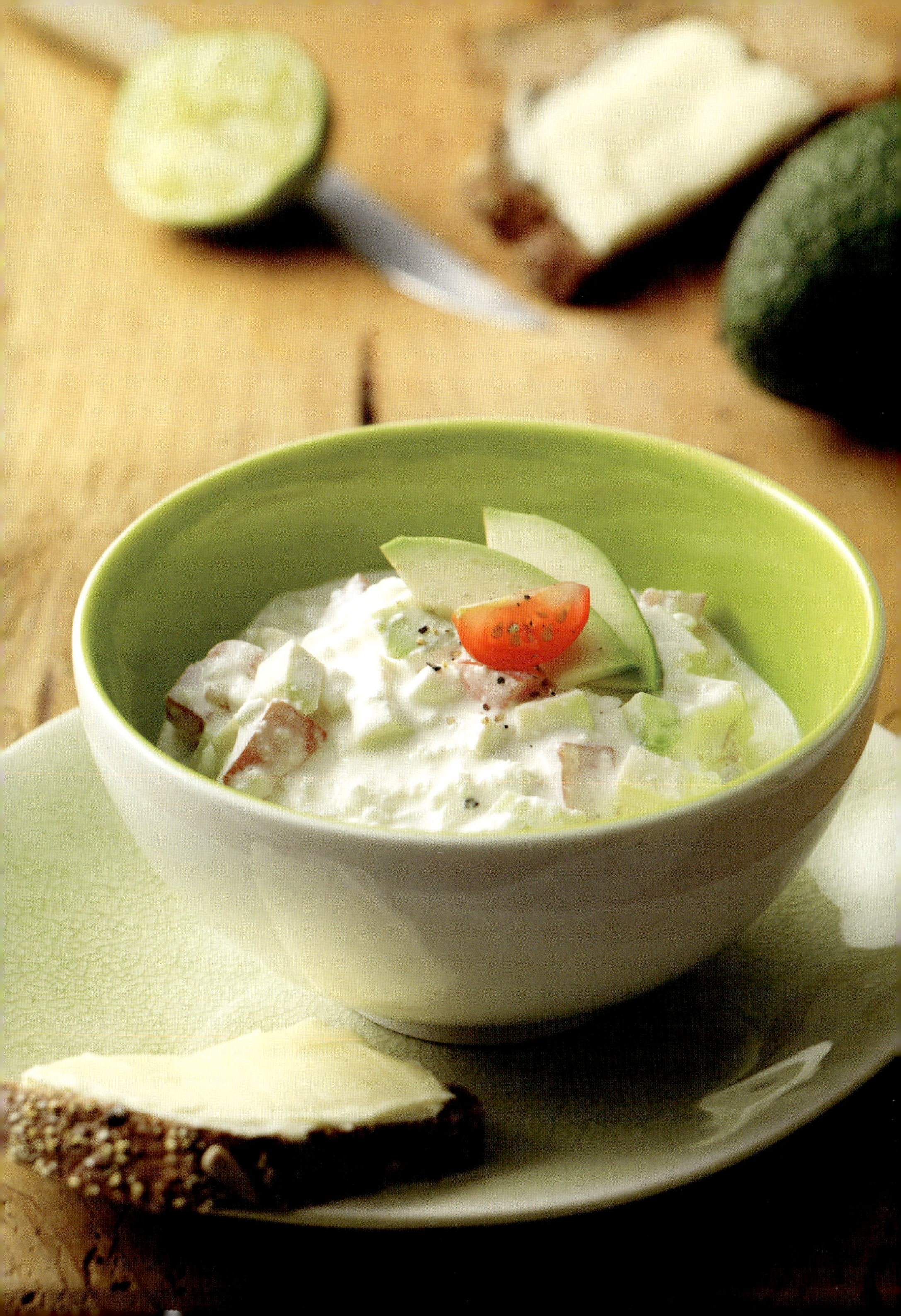

Vanilleschaum

ZUTATEN

- 2 Eier
- ca. 6 g Süßstoff, flüssig
- 200 g Sojamilch
- 25 g Sahne
- 1 Fläschchen Vanillearoma
- 40 g Eiweißpulver »Vanille«
- 50 g Mascarpone

ZUBEREITUNG

Die Eier trennen. Das Eiweiß mit 2 g Süßstoff mittelfest schlagen.

Sojamilch, Sahne, 4 g Süßstoff, Aroma und Eigelb in einen Topf geben und erwärmen. Das Eiweißpulver mit dem Schneebesen einrühren.

Das Ganze unter Rühren zum Kochen bringen. Den Topf vom Herd nehmen, den Mascarpone unterrühren und dann das geschlagene Eiweiß unterziehen.

Den Vanilleschaum in Glasschälchen füllen und abkühlen lassen.

▸▸ *Tipps: Für Vanillepudding kein geschlagenes Eiweiß unterziehen. Für Sauce oder Suppe mehr Sojamilch verwenden.*

SERVIERVORSCHLAG

- Nach Geschmack mit Beerenfrüchten oder kohlenhydratarmem Sirup servieren.

VARIANTEN

- Schokoschaum: Vanillearoma weglassen, 10 g Backkakao und 5 g Süßstoff zusätzlich in den Topf geben (2,9 g KH/Portion).
- Mokkaschaum: Vanillearoma weglassen, 4 g Nescafé Espresso und 5 g Süßstoff zusätzlich in den Topf geben (2,5 g KH/Portion).

2 Portionen à ca. 210 g	**pro Portion**	**pro 100 g**
Kohlenhydrate	2,9 g	1,4 g
Fett	22,2 g	10,5 g
Eiweiß	30,8 g	14,6 g
Kalorien	333 kcal	159 kcal

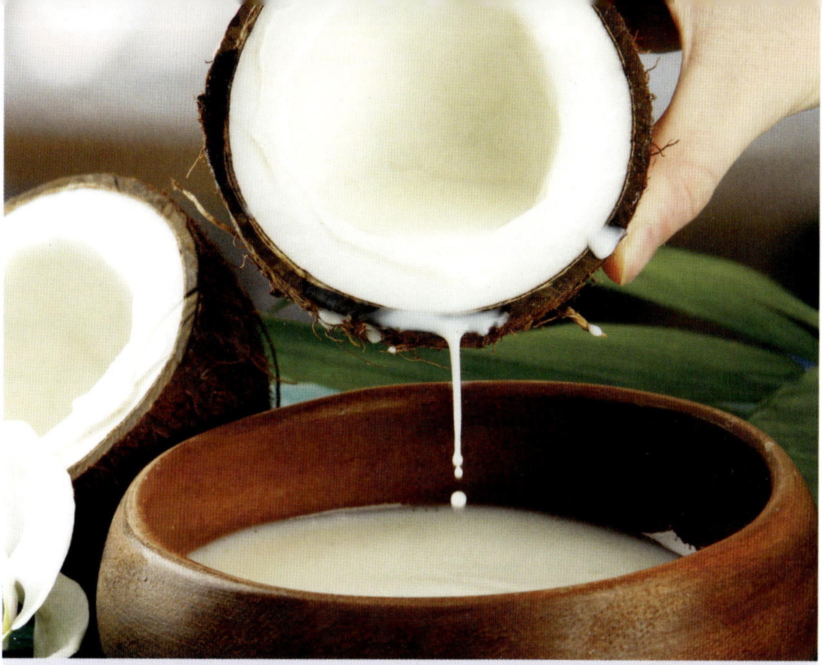

5 GRAMM KOHLENHYDRATE STECKEN IN …

- 7 g Butterkeks
- 7 g Rosinen
- 9 g Baguette (gekauft)
- 16 g Cashewkernen
- 24 g Banane
- 32 g Weintrauben
- 40 g Mango
- 40 g Erbsen
- 45 g Apfel
- 45 g Walnüssen
- 65 g Heidelbeeren
- 80 g rotem Paprika
- 90 g Erdbeeren
- 100 g Himbeeren
- 100 g Karotten
- 100 g Kokosnuss
- 100 g schwarzen Oliven
- 140 g Paranüssen
- 150 g Schlagsahne
- 180 g grünen Oliven
- 180 g grünem Paprika
- 180 g Brombeeren
- 190 g Sahnequark (40 %)
- 190 g Tomaten
- 200 g Frischkäse (Doppelrahmstufe)
- 200 g Papaya
- 200 g Brokkoli
- 260 g Rettich
- 350 g Rhabarber
- 625 g Sauerkraut
- 12 Eiern (M)
- 800 g Spinat
- 830 g Champignons
- 1,2 kg Avocado

Limettencreme

ZUTATEN

- 2 Eier
- 1–2 unbehandelte Limetten (für 40 g Saft)
- 2 Blatt Gelatine
- 100 g Sahne
- ca. 12 g Süßstoff, flüssig

ZUBEREITUNG

Die Eier trennen. 1 Limette heiß abwaschen, trocken reiben, die Schale abreiben. Die Limetten halbieren und insgesamt 40 g Saft auspressen. Die Gelatine 5 Min. in kaltem Wasser einweichen.

Das Eiweiß und die Sahne getrennt mit je 3 g Süßstoff steif schlagen. In den Kühlschrank stellen.

Eigelb mit 6 g Süßstoff schaumig schlagen, den Limettensaft nach und nach zugeben. Die Gelatine ausdrücken, in einen kleinen Topf geben und bei geringer Hitze langsam schmelzen lassen.

Den Limetten-Ei-Schaum langsam einrühren. Wenn die Creme zu stocken beginnt, Eischnee und Sahne nacheinander unterheben.

Die Creme in zwei weite Gläser oder Schalen füllen und im Kühlschrank fest werden lassen.

Mit abgeriebener Limettenschale bestreut servieren.

VARIANTEN

Kann auch mit anderen Früchten (Zitronen, Orangen), mit Fruchtsäften (Acerolasaft) oder Sirups (möglichst mit 0 KH) zubereitet werden.

2 Portionen à 125 g	pro Portion	pro 100 g
Kohlenhydrate	2,4 g	1,9 g
Fett	22,6 g	18,1 g
Eiweiß	10,9 g	8,7 g
Kalorien	258 kcal	206 kcal

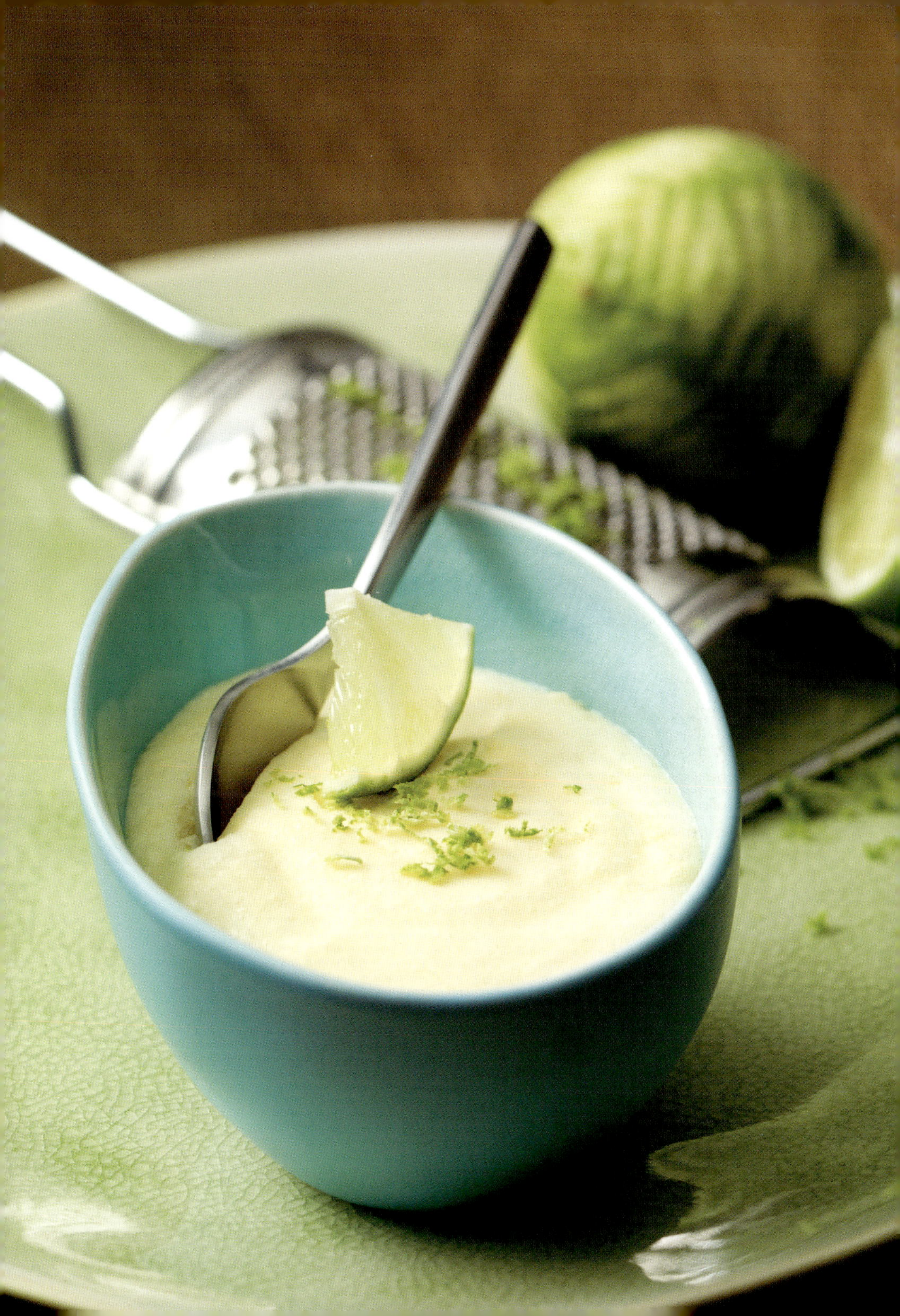

Avocadomousse

ZUTATEN

- 1–2 Avocados (benötigt werden 150 g Fruchtfleisch)
- 150 g Sojamilch
- 50 g Mascarpone
- 1 TL (5 g) Limettensaft
- ca. 5 g Süßstoff, flüssig

ZUBEREITUNG

Die Avocados halbieren und entsteinen, 150 g Fruchtfleisch mit einem Löffel herauslösen und in ein hohes Gefäß geben.

Die übrigen Zutaten hinzufügen und mit dem Stabmixer aufschlagen.

SERVIERVORSCHLAG

- Mit einigen Beeren verzieren.

VARIANTEN

Die Mousse kann auch mit anderen Früchten zubereitet werden (ggf. stärker süßen):

- mit Papaya (2,7 g KH/Portion)
- mit Brombeeren (2,9 g KH/Portion)
- mit Stachelbeeren (3,5 g KH/Portion)
- mit Himbeeren (4,5 g KH/Portion)
- mit Erdbeeren (5 g KH/Portion)
- mit roten Johannisbeeren (6,4 g KH/Portion)
- mit Heidelbeeren (6,4 g KH/Portion)

2 Portionen à 175 g	pro Portion	pro 100 g
Kohlenhydrate	1,2 g	0,7 g
Fett	28,1 g	15,6 g
Eiweiß	5,7 g	3,2 g
Kalorien	277 kcal	154 kcal

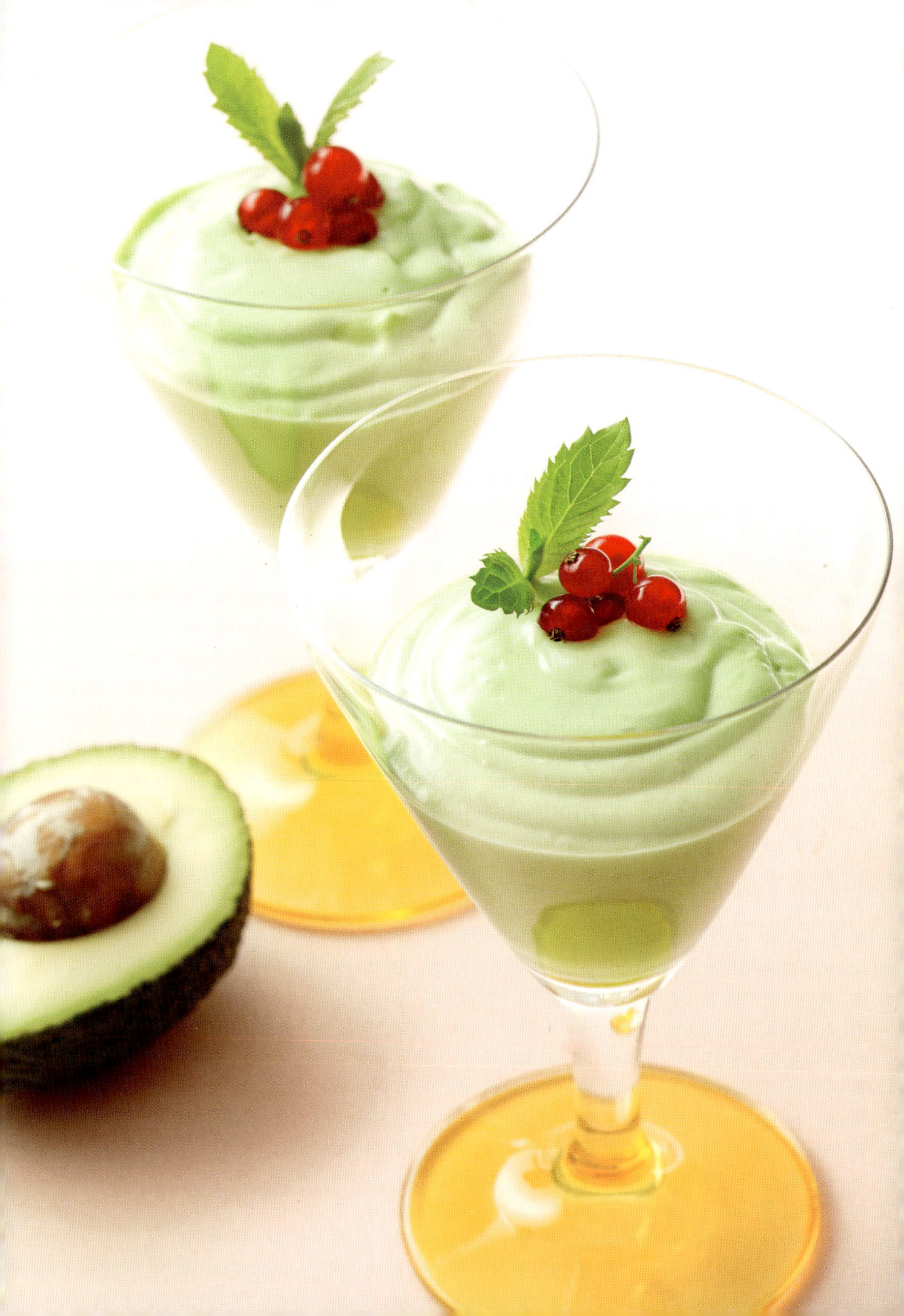

Mokkadessert

ZUTATEN

- 2 Eier
- 200 g Mascarpone
- 2 g lösliches Espressopulver »Nescafé Espresso«
- ca. 8–10 g Süßstoff, flüssig

ZUBEREITUNG

Die Eier trennen. Das Eiweiß steif schlagen.

Den Mascarpone mit dem Espressopulver, dem Süßstoff und den Eigelben aufschlagen.

Das Eiweiß vorsichtig unterheben.

VARIANTEN

- Schokodessert: Nescafé Espresso durch 15 g Backkakao ersetzen (4,1 g KH/Portion).
- Vanilledessert: Nescafé Espresso durch 1 Fläschchen Buttervanille-aroma ersetzen (3,8 g KH/Portion).

2 Portionen à ca. 150 g	pro Portion	pro 100 g
Kohlenhydrate	3,4 g	2,3 g
Fett	42,6 g	28,4 g
Eiweiß	14 g	9,3 g
Kalorien	453 kcal	302 kcal

Süße Pfannkuchen

ZUTATEN – ERGIBT 4 STÜCK

- 100 g Mascarpone
- 40 g Mandeln, ungeschält gem.
- 3 Eier
- ca. 6 g Süßstoff, flüssig
- 1 Prise Salz
- 100 g Sojamilch
- 50 g Butterschmalz oder Kokosöl zum Ausbacken

ZUBEREITUNG

Die Zutaten mit einem Stabmixer zu einem glatten Teig verrühren.

Etwas Butterschmalz in eine beschichtete Pfanne geben. Ein Viertel des Teigs in die Pfanne gießen und durch leichtes Schwenken auf dem Pfannenboden verteilen. Bei mittlerer Hitze backen, bis die Pfannkuchenmasse bis zur Oberfläche gestockt ist, dann den Pfannkuchen vorsichtig wenden.

Den Pfannkuchen fertig backen, auf einen Teller legen und (aufgerollt) servieren. Mit dem übrigen Teig genauso verfahren.

VARIANTEN

- Den Pfannkuchen mit Marmelade bestreichen (auf die KH achten!) oder mit Sukrin und Zimt bestreuen.
- Den Teig mit einigen Apfelstückchen oder anderem Obst belegen (auf die KH achten!).
- 50 g Apfel raspeln und mit in den Teig geben (5,7 g KH/Portion).
- Salzige Variante: Einen salzigen Teig bereiten und aus Wurst und Gemüse (z. B. Cervelatwurst, Avocados und Tomaten) einen pikanten Belag herstellen.

2 Portionen à ca. 220 g	pro Portion	pro 100 g
Kohlenhydrate	2,9 g	1,3 g
Fett	65,2 g	29,6 g
Eiweiß	20,6 g	9,4 g
Kalorien	686 kcal	312 kcal

Cantuccini

ZUTATEN

- 30 g Butter
- 4 Eier
- ca. 30 g Süßstoff, flüssig
- 1 Fläschchen Orangenaroma
- 1 Fläschchen Rumaroma
- 2 Fläschchen Bittermandelaroma
- 20 g Eiweißpulver »Vanille«
- 1 Päckchen Backpulver
- 275 g Mandeln, ungeschält gem.
- 125 g Mandelkerne, ungeschält
- 1 große Prise Salz

Zum Ausrollen

- 25 g Mandeln, ungeschält gem.

ZUBEREITUNG

Die Butter schmelzen und mit Eiern, Süßstoff und Aromen schaumig schlagen. Eiweißpulver, Backpulver und gemahlene Mandeln mischen und unter Rühren hinzugeben. Die ganzen Mandeln unterrühren. Den Teig 45 Min. in den Kühlschrank stellen.

Die Arbeitsfläche mit gemahlenen Mandeln bestreuen und den Teig zu Rollen von ca. 2,5 cm Durchmesser formen. Diese im Abstand von etwa 5 cm auf ein Backblech legen und bei 180° ca. 30 Minuten backen.

Das Backblech herausnehmen, die Rollen knapp 10 Minuten abkühlen lassen und mit einem Brotmesser diagonal in ca. 1 cm dicke Scheiben schneiden. Die Scheiben mit der Schnittfläche auf das Backblech legen und je nach gewünschter Härte 10 Min. oder länger fertig backen.

Die Cantuccini kalt werden lassen und in Blechdosen aufbewahren, damit sie nicht weich werden.

VARIANTEN

- Haselnusscantuccini: Ganze Mandeln und Aromen durch ganze Haselnüsse und 2 Fläschchen Rumaroma ersetzen (0,5 g KH/Stück).
- Schokocantuccini: Backkakao unterrühren oder die ganzen Mandeln durch Schokoladenstückchen ersetzen (auf die KH achten!).

60 Stück à ca. 10 g	pro Stück	pro 100 g
Kohlenhydrate	0,4 g	3,8 g
Fett	4,9 g	48,6 g
Eiweiß	2,2 g	21,5 g
Kalorien	55 kcal	550 kcal

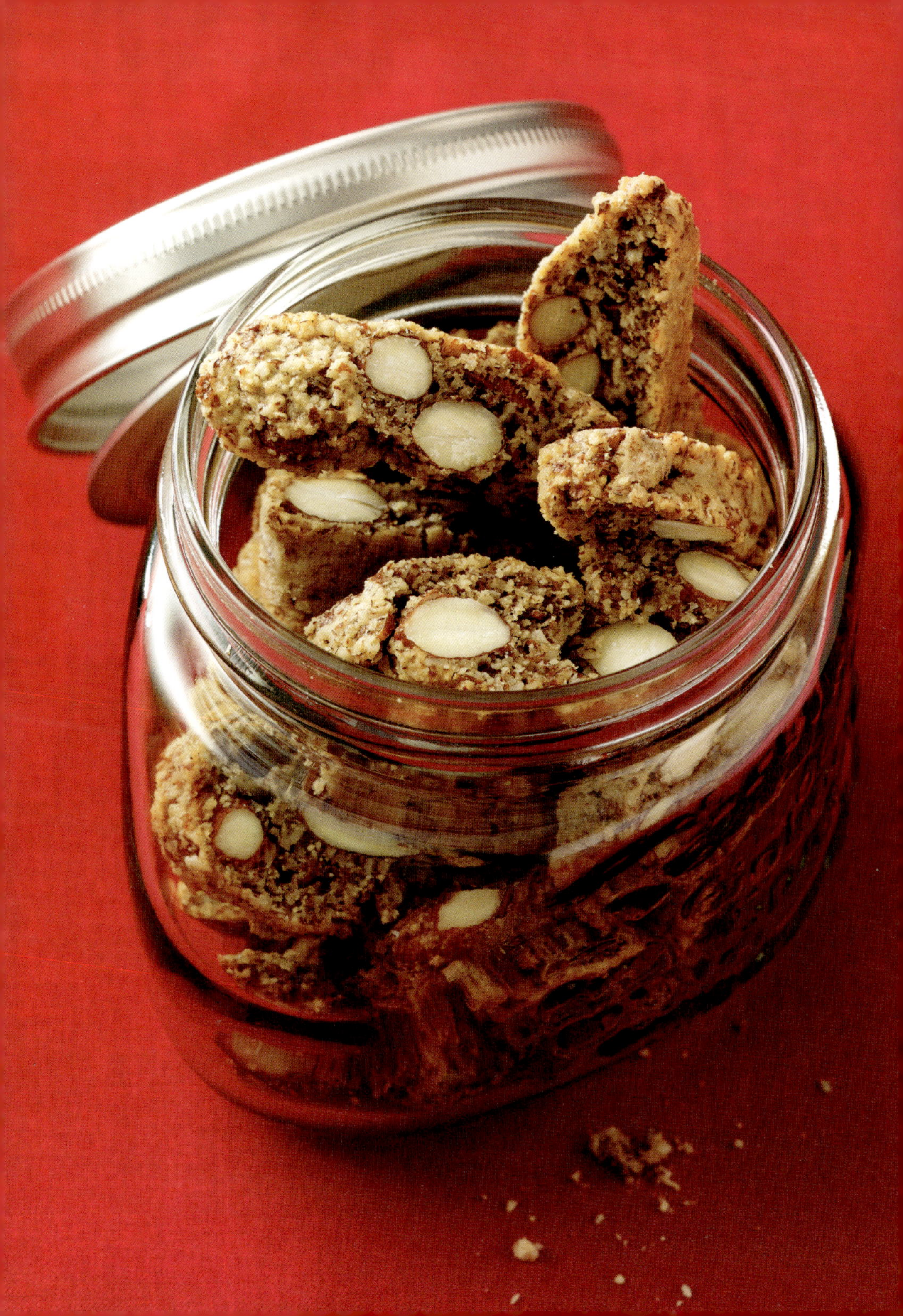

Erdbeerkuchen

ZUTATEN

Biskuitboden:

- 80 g Butter
- 4 Eier
- ca. 12 g Süßstoff, flüssig
- 150 g Mandeln, blanchiert gem.
- 7 g Backpulver
- 1 Prise Salz
- 80 g Sahne
- 1 Fläschchen Buttervanillearoma

Für die Form:

- 20 g Butterschmalz
- 20 g Mandeln, blanchiert gem.

Belag:

- 500 g Erdbeeren
- 2 Blatt rote Gelatine
- 125 g Wasser
- ca. 2 g Süßstoff, flüssig

ZUBEREITUNG

Die Butter schmelzen. Die Eier trennen, Eiweiß mit 2 g Süßstoff steif schlagen. Mandeln mit Backpulver und Salz mischen.

Eigelb in eine Schüssel geben und schaumig schlagen. Nach und nach Butter, Sahne, Süßstoff, Aroma und danach das Mandelgemisch hinzufügen. Alles gut verrühren. Das geschlagene Eiweiß auf den Teig geben und vorsichtig unterheben.

Den Teig in eine reichlich gefettete und mit gemahlenen Mandeln ausgestreute Tortenbodenform füllen. Die Form aufstoßen, damit sich der Inhalt gut setzt, und den Boden im Ofen (Mitte) bei 180° ca. 30 Min. backen.

Die Form aus dem Ofen nehmen und umgedreht auf ein Kuchengitter legen, mit einem nassen Geschirrtuch bedecken und eine Zeit lang stehen lassen. Dann die Form vorsichtig entfernen.

Die Erdbeeren waschen, putzen und halbieren. Den abgekühlten Boden mit den Erdbeeren belegen. Die Gelatine 5 Min. in kaltem Wasser einweichen, ausdrücken und in einem kleinen Topf schmelzen lassen. Wasser und Süßstoff unter Rühren hinzufügen. Etwas abkühlen lassen und über die Erdbeeren geben.

12 Stücke à ca. 85 g	pro Stück	pro 100 g
Kohlenhydrate	3,3 g	3,9 g
Fett	19,5 g	22,9 g
Eiweiß	7,1 g	8,4 g
Kalorien	219 kcal	258 kcal

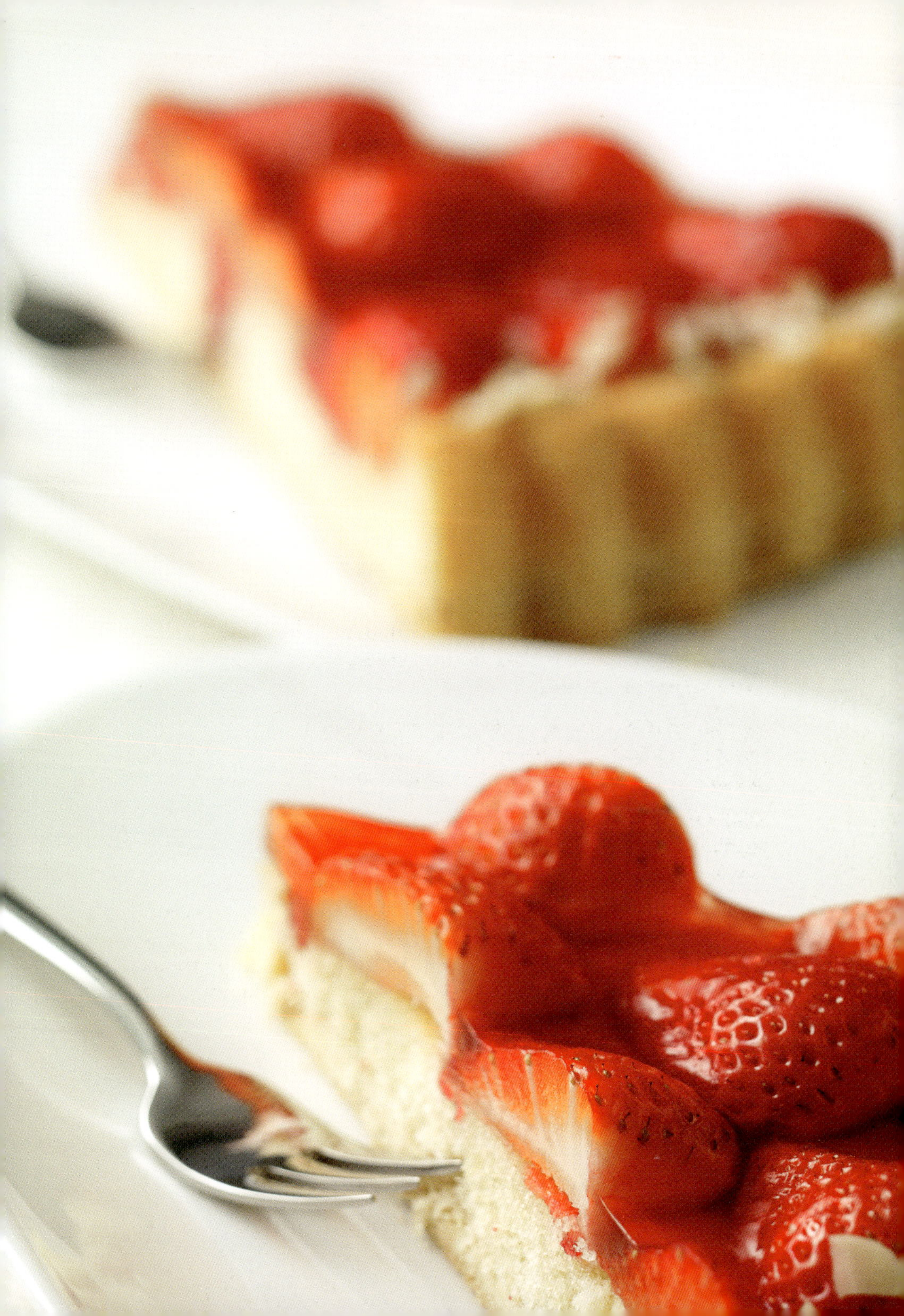

Quarktorte

ZUTATEN

- 5 Blatt Gelatine
- 200 g Sahne
- ca. 15 g Süßstoff, flüssig
- 500 g Speisequark, 40 % Fett i. Tr.
- 20 g Eiweißpulver »Vanille«
- 1 Fläschchen Buttervanillearoma
- ½ Fläschchen Rumaroma

Boden:

- 50 g Kokosfett + Fett für die Form
- ca. 10 g Süßstoff, flüssig
- ½ Fläschchen Rumaroma
- 10 g Kakaopulver
- 50 g Mandeln, ungeschält gem.

Außerdem:

- Springform (ø 17 cm)

ZUBEREITUNG

Zur Herstellung des Bodens das Kokosfett in einem kleinen Topf bei mittlerer Hitze schmelzen, Süßstoff, Rumaroma, Kakaopulver und die gemahlenen Mandeln einrühren. Die Masse in eine mit Alufolie ausgelegte und eingefettete Springform geben und glatt streichen. Die Form kurz in den Gefrierschrank stellen.

Die Blattgelatine ca. 5 Min. in kaltem Wasser einweichen. Die Sahne mit 5 g Süßstoff steif schlagen. In einer anderen Schüssel den Speisequark mit 10 g Süßstoff, Eiweißpulver und Aromen verrühren, bis eine homogene Masse entstanden ist.

Die Gelatineblätter ausdrücken und in einem kleinen Topf vorsichtig schmelzen lassen. Unter Rühren zuerst etwas Sahne und dann einen Teil der Quarkmasse hinzugeben. Darauf achten, dass keine Klümpchen entstehen. Das Ganze schnell in den restlichen Quark einrühren. Zuletzt die geschlagene Sahne unterziehen.

Die Kuchenform aus dem Gefrierschrank nehmen, öffnen, die Alufolie vom Boden abziehen und den Boden wieder in die Form legen. Die Quarkmasse auf dem Boden gleichmäßig verstreichen. Im Kühlschrank 2–3 Std. fest werden lassen.

8 Stücke à ca. 110 g	pro Stück	pro 100 g
Kohlenhydrate	3,3 g	3 g
Fett	23,8 g	21,6 g
Eiweiß	10,7 g	9,7 g
Kalorien	273 kcal	250 kcal

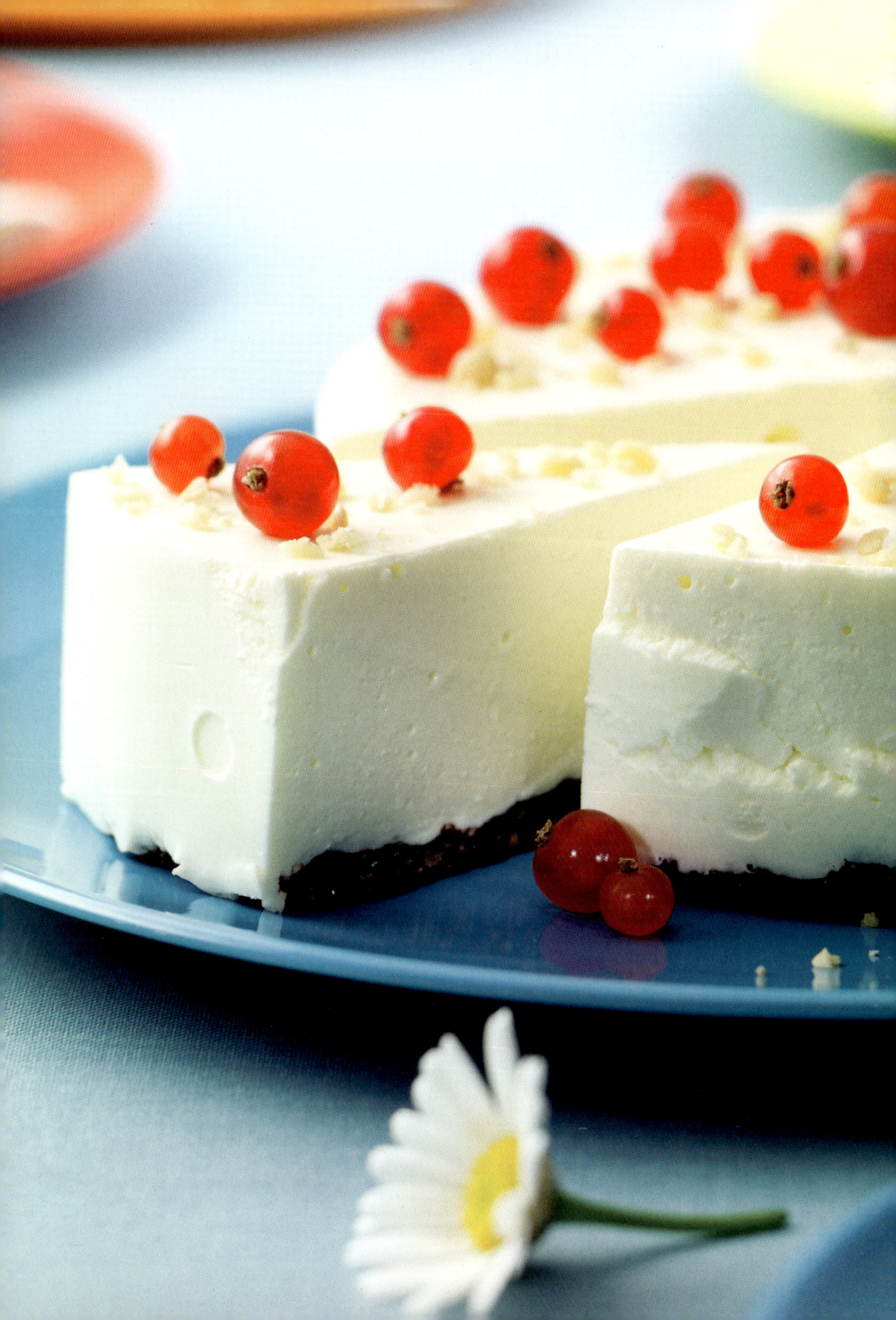

Nussknacker

ZUTATEN

- 50 g Schokolade 85 % Kakao
- 150 g Haselnüsse
- 30 g Sukrin

ZUBEREITUNG

Die Schokolade in einem kleinen Topf evtl. im Wasserbad schmelzen und in kleine Silikonformen (z.B. Muffinformen, ø5 cm) geben, sodass der Boden gerade bedeckt ist.

Die Nüsse in einem kleinen Topf unter Rühren vorsichtig erwärmen und das Sukrin langsam darüber geben. Es schmilzt auf den heißen Nüssen.

Umrühren, bis die Nüsse rundherum mit einer dünnen Sukrinschicht überzogen sind. Falls gewünscht, können die Nüsse unter weiterem Rühren bei niedriger Temperatur leicht geröstet werden.

Die heißen Nüsse auf die Schokolade in den Formen geben und etwas andrücken. Nussknacker einige Stunden im Kühlschrank aushärten lassen.

VARIANTEN

- Die Haselnüsse durch Mandeln ersetzen (1,1 g KH/Stück).
- Die Haselnüsse durch 100 g ungesalzene Macadamianüsse ersetzen (1,2 g KH/Stück).

15 Stück à ca. 14 g	pro Stück	pro 100 g
Kohlenhydrate	1,3 g	9,3 g
Fett	7,7 g	55 g
Eiweiß	1,9 g	13,6 g
Kalorien	83 kcal	593 kcal

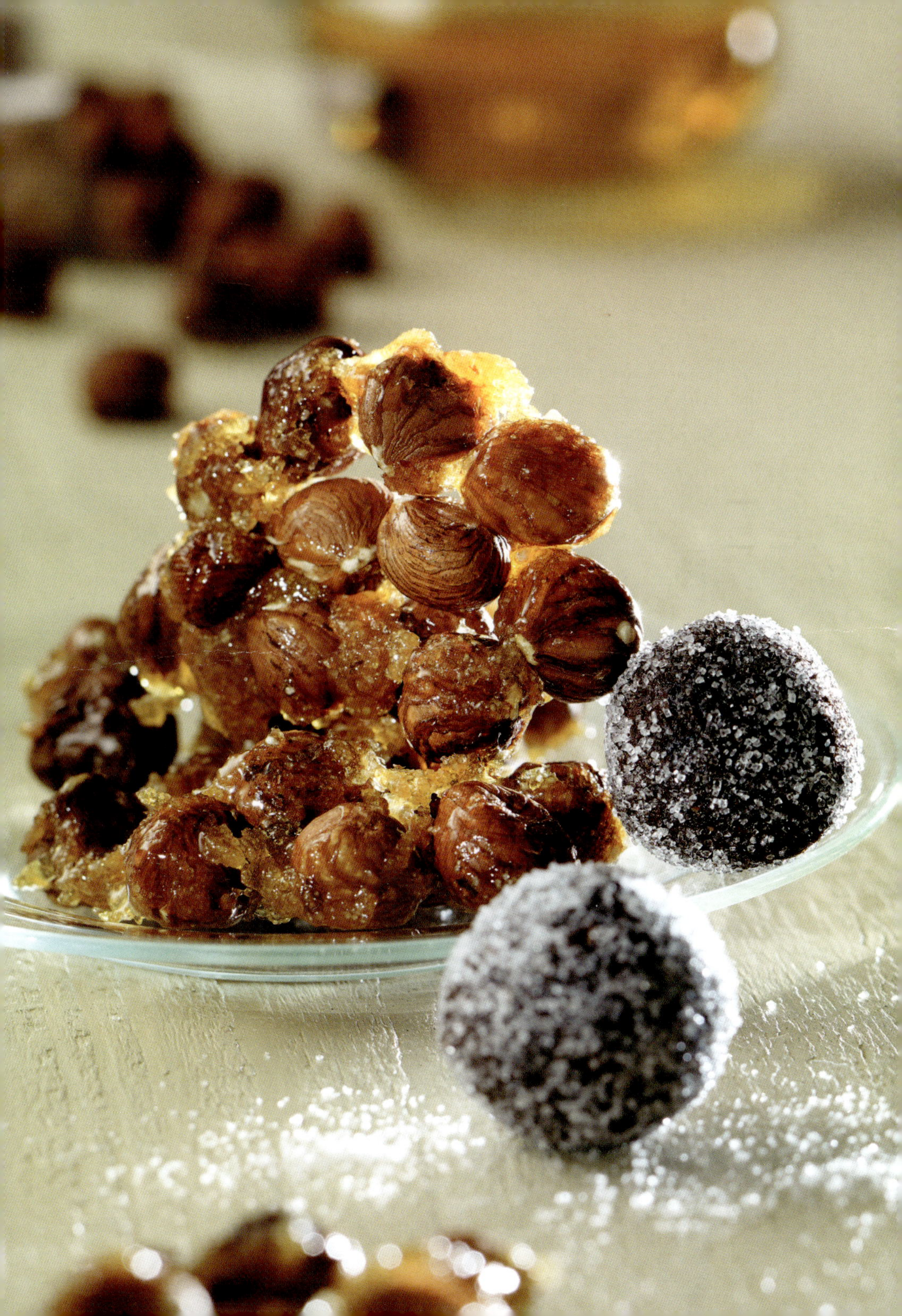

Siehe Foto Seite 95

Rumkugeln

ZUTATEN

- 150 g Mandeln, ungeschält gem.
- 15 g Kakaopulver
- 30 g Rum, 54 % Alkohol
- 3 g Rumaroma
- ca. 25 g Süßstoff, flüssig
- 10 g Sukrin (oder Kakaopulver)

ZUBEREITUNG

Die gemahlenen Mandeln und das Kakaopulver in ein Gefäß geben und gut vermischen.

Rum, Rumaroma und Süßstoff hinzugeben und alle Zutaten gut verrühren, bis eine knetbare Masse entsteht.

Die Masse aus dem Gefäß nehmen, schonend kneten und zu fingerdicken Rollen formen. Etwa 2 cm lange Stücke abschneiden und zwischen den Händen zu Kugeln rollen.

Die Kugeln in Sukrin (oder Kakaopulver) wälzen.

VARIANTE

- Marzipankartoffeln (0,4 g KH/Stück): 150 g blanchiert gemahlene Mandeln, 30 g Rosenwasser, 3 g Bittermandelaroma und 15 g flüssigen Süßstoff in ein Gefäß geben und gut verrühren, bis eine knetbare Masse entsteht. Die weitere Zubereitung entspricht derjenigen der Rumkugeln. Die Marzipankartoffeln in 3 g Kakaopulver wälzen.

AUFBEWAHRUNG

Die Rumkugeln und die Marzipankartoffeln sollten kühl aufbewahrt werden. Sie sind einige Wochen haltbar, trocknen allerdings etwas aus.

25 Stück à ca. 9 g	pro Stück	pro 100 g
Kohlenhydrate	0,3 g	2,9 g
Fett	3,4 g	36,2 g
Eiweiß	1,2 g	13,3 g
Kalorien	42 kcal	451 kcal

Mandelkuchen

ZUTATEN

- 150 g Butter
- 6 Eier
- ca. 25 g Süßstoff, flüssig
- 300 g Mandeln, ungeschält gem.
- 1 Päckchen Backpulver

Nach Geschmack:

- 1–2 g Bittermandelaroma

Außerdem:

- Kastenkuchenform

ZUBEREITUNG

Butter schmelzen, Eier trennen und das Eigelb mit Butter und 20 g Süßstoff schaumig rühren.

Mandeln und Backpulver unter Rühren hinzufügen.

Das Eiweiß mit 5 g Süßstoff steif schlagen. Etwa ein Drittel in die Mandelmasse einrühren, den Rest vorsichtig unterziehen.

Den Teig in eine mit Alufolie ausgelegte Kastenkuchenform geben und im Ofen (Mitte) bei 180° ca. 1 Std. backen (Stäbchenprobe machen).

VARIANTEN

- Nusskuchen: Die gemahlenen Mandeln durch gemahlene Haselnüsse ersetzen (2,4 g KH/Stück).
- Mandel-Nuss-Kuchen: Die gemahlenen Mandeln zur Hälfte durch gemahlene Haselnüsse ersetzen (1,7 g KH/Stück).
- Schokoladenkuchen: Die gemahlenen Mandeln zur Hälfte durch gemahlene Haselnüsse ersetzen, 20 g Backkakao und 20 g flüssigen Süßstoff hinzufügen (1,9 g KH/Stück).
- Mohnkuchen: Die ungeschält gemahlenen Mandeln durch 100 g blanchierte, gemahlene Mandeln und 200 g gemahlenen Mohn ersetzen, nach Geschmack süßen (1,1 g KH/Stück).

16 Stücke à ca. 40 g	pro Stück	pro 100 g
Kohlenhydrate	1,1 g	2,8 g
Fett	20,6 g	51,5 g
Eiweiß	6,6 g	16,5 g
Kalorien	220 kcal	550 kcal

Heiße Schokolade

ZUTATEN

- 300 g Sojamilch
- 15 g Kakaopulver
- 30 g Soja Cuisine
- ca. 6 g Süßstoff, flüssig
- 30 g Mascarpone

ZUBEREITUNG

Die Sojamilch in einem Topf erwärmen.

Kakaopulver, Soja Cuisine und Süßstoff gut verrühren und mit einem Schneebesen in die Sojamilch einrühren.

Kurz vor dem Kochen vom Herd nehmen und den Mascarpone unterschlagen.

▸▸ *Mit Sahne statt Soja Cuisine: 1,7 g KH/Portion.*

VARIANTE

- Heiße Mokkamilch: Das Kakaopulver durch 4 g lösliches Espressopulver ersetzen (0,9 g KH/Portion).

2 Portionen à ca. 190 g	**pro Portion**	**pro 100 g**
Kohlenhydrate	1,5 g	0,8 g
Fett	12,6 g	6,6 g
Eiweiß	8,2 g	4,3 g
Kalorien	158 kcal	83 kcal

Mandelmilch

ZUTATEN

- 250 g Sojamilch
- 50 g Sahne
- 10 g Mandelöl
- 50 g Mandeln, blanchiert gem.
- 20 g Eiweißpulver »Vanille«
- 2–3 Tropfen Bittermandelaroma
- ca. 4 g Süßstoff, flüssig
- Zimt

ZUBEREITUNG

Alle Zutaten in ein hohes Gefäß geben und mit dem Stabmixer so lange rühren, bis eine homogene Masse entstanden ist.

Das Getränk in zwei Gläser füllen und mit etwas Zimt bestreut servieren.

▸▸ *Bei Verwendung ungeschält gemahlener Mandeln können sich Schalenreste an der Oberfläche absetzen. Wenn dies als störend empfunden wird, die Mandelmilch vor Hinzufügen des Eiweißpulvers durch ein Sieb gießen.*

VARIANTEN

Haselnussmilch:

- Haselnüsse statt Mandeln (4 g KH/Glas)

Fruchtmilch (ggf. stärker süßen):

- mit Avocado (1,4 g KH/Glas)
- mit Papaya (1,9 g KH/Glas)
- mit Brombeeren (2 g KH/Glas)
- mit Stachelbeeren (2,2 g KH/Glas)
- mit Himbeeren (2,5 g KH/Glas)
- mit roten Johannisbeeren (2,6 g KH/Glas)
- mit Erdbeeren (2,7 g KH/Glas)
- mit Heidelbeeren (3,2 g KH/Glas)

2 Gläser à ca. 190 g	pro Glas	pro 100 g
Kohlenhydrate	2,1 g	1,1 g
Fett	28,9 g	15,2 g
Eiweiß	20,3 g	10,7 g
Kalorien	351 kcal	185 kcal

Süße Kraftshakes

KETOGENER GRUNDSHAKE FÜR FRUCHTIGE/SÜSSE VARIATIONEN

- 25 g Eiweißpulver (z. B. von dm: 89 g EW, 3 g KH, 2 g Fett)
- 20 g weißes Mandelmus (Alnatura)
- 10 g Walnuss- oder Arganöl, Kokos- oder MCT-Öl
- 200 g Wasser
- 100 g Sahne

ZUBEREITUNG

Alle Zutaten in einen Mixer geben und pürieren.

VARIANTEN

- Keto-Shake Vanille-Erbeere
- Keto-Shake Zimt-Blaubeere
- Keto-Shake Minze-Melone
- Keto-Shake Birne-Ingwer
- Keto-Shake Café
- Keto-Shake Schoko

Shakes: Zum Auftanken, Regenerieren und Genießen

Nicht immer wirken Küchendüfte anziehend. Auch wenn es an Appetit mangelt oder die Schleimhäute einmal gelitten haben, sind Keto-Shakes eine feine Sache – ebenso wie vor oder nach dem Sport: schnell gemixt, nährstoffreich, ketogen und lecker!

Die angegebenen Mengen reichen für zwei bis drei Portionen, je nach Appetit und Energiebedarf.

Gesamtmenge ca. 355 g	gesamt	pro 100 g
Kohlenhydrate	5,0 g	1,4 g
Fett	51,5 g	14,5 g
Eiweiß	28,8 g	8,1 g
Kalorien	593 kcal	167 kcal

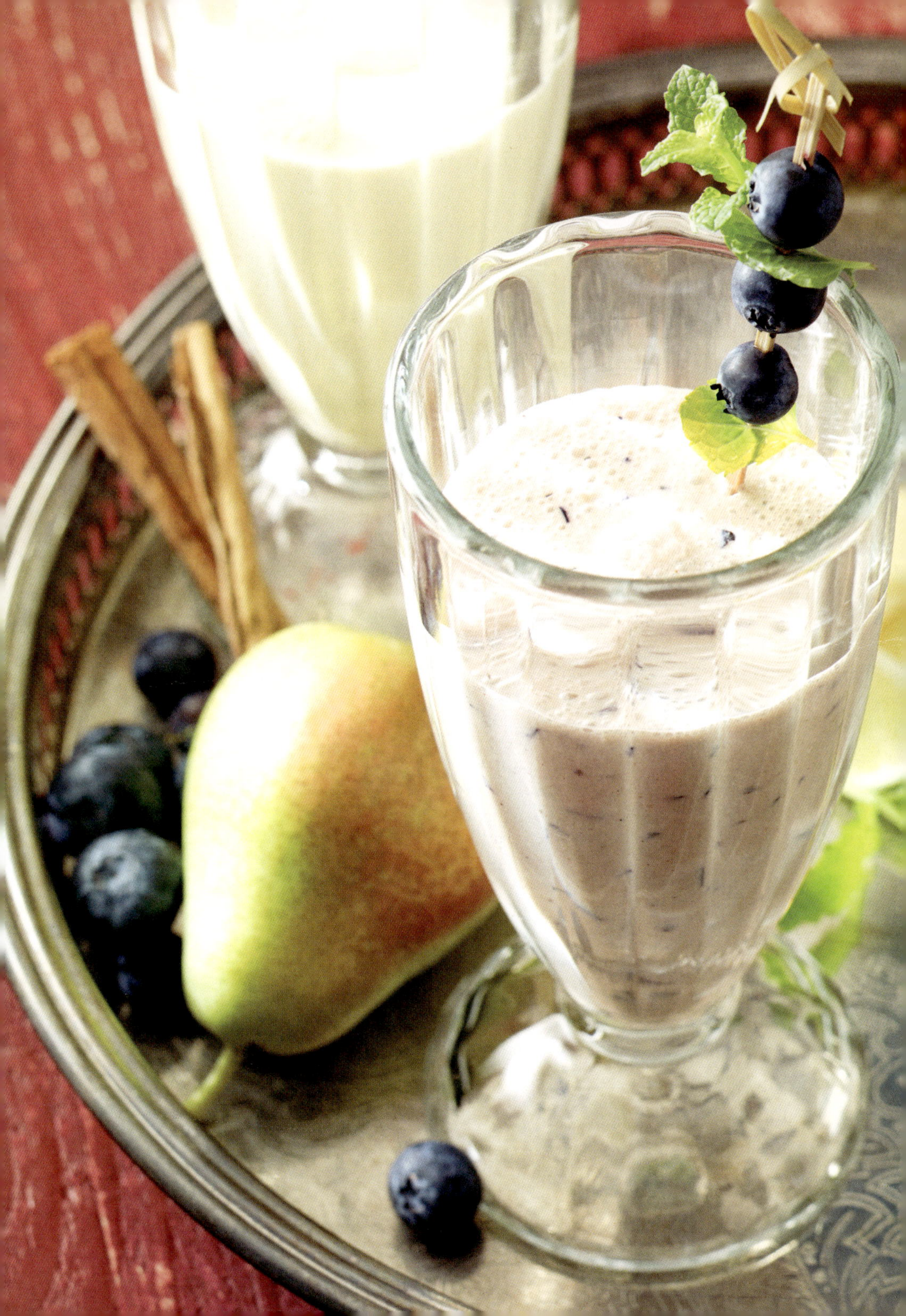

Keto-Shake Vanille-Erbeere

ZUTATEN

- 1 Grundshake (siehe Seite 100)
- 70 g Erdbeeren
- ½ TL gemahlene Vanille
- nach Bedarf 1–2 Tropfen Steviafluid oder anderer Flüssigsüßstoff

ZUBEREITUNG

Alle Zutaten in einen Mixer geben und pürieren.

Gesamtmenge ca. 425 g	gesamt	pro 100 g
Kohlenhydrate	8,9 g	2,1 g
Fett	51,9 g	12,2 g
Eiweiß	29,4 g	6,9 g
Kalorien	616 kcal	145 kcal

Keto-Shake Zimt-Blaubeere

ZUTATEN

- 1 Grundshake (siehe Seite 100)
- 70 g Blaubeeren
- ½ TL Zimt
- nach Bedarf 1–2 Tropfen Steviafluid oder anderer Flüssigsüßstoff

ZUBEREITUNG

Alle Zutaten in einen Mixer geben und pürieren.

Gesamtmenge ca. 425 g	gesamt	pro 100 g
Kohlenhydrate	10,2 g	2,4 g
Fett	51,9 g	12,2 g
Eiweiß	29,8 g	7,0 g
Kalorien	626 kcal	147 kcal

Keto-Shake Minze-Melone

ZUTATEN

- 1 Grundshake (siehe Seite 100)
- 75 g Wassermelonenfruchtfleisch (ohne Kerne)
- 1 TL fein gehackte Minze
- 1 TL Zitronensaft
- nach Bedarf 1–2 Tropfen Steviafluid oder anderer Flüssigsüßstoff

ZUBEREITUNG

Alle Zutaten in einen Mixer geben und pürieren.

Gesamtmenge ca. 430 g	gesamt	pro 100 g
Kohlenhydrate	12 g	2,8 g
Fett	51,2 g	11,9 g
Eiweiß	29,2 g	6,8 g
Kalorien	628 kcal	146 kcal

Keto-Shake Birne-Ingwer

ZUTATEN

- 1 Grundshake (siehe Seite 100)
- 60 g Birne
- ½ TL frisch geriebener Ingwer
- 1 TL Limettensaft
- nach Bedarf 1–2 Tropfen Steviafluid oder anderer Flüssigsüßstoff

ZUBEREITUNG

Alle Zutaten in einen Mixer geben und pürieren.

Gesamtmenge ca. 325 g	gesamt	pro 100 g
Kohlenhydrate	9,8 g	3,0 g
Fett	40 g	12,3 g
Eiweiß	22,8 g	7,0 g
Kalorien	490 kcal	150 kcal

Keto-Shake Café

ZUTATEN

- 1 Grundshake (siehe Seite 100)
- 1 TL Espresso-Instantpulver
- 70 ml Vollmilch
- nach Bedarf 1–2 Tropfen Steviafluid oder anderer Flüssigsüßstoff

ZUBEREITUNG

Das Espressopulver in der warmen Milch auflösen. Mit den übrigen Zutaten in einen Mixer geben und pürieren.

Gesamtmenge ca. 425 g	gesamt	pro 100 g
Kohlenhydrate	10,6 g	2,5 g
Fett	52,7 g	12,4 g
Eiweiß	31,5 g	7,4 g
Kalorien	646 kcal	152 kcal

Keto-Shake Schoko

ZUTATEN

- 1 Grundshake (siehe Seite 100)
- 5 g Kakaogetränkepulver
- 70 ml Vollmilch

ZUBEREITUNG

Das Kakaogetränkepulver in die Milch einrühren. Mit den übrigen Zutaten in einen Mixer geben und pürieren.

Gesamtmenge ca. 430 g	gesamt	pro 100 g
Kohlenhydrate	12 g	2,8 g
Fett	54,2 g	12,6 g
Eiweiß	31,4 g	7,3 g
Kalorien	662 kcal	157 kcal

Exotischer Keto-Shake Papaya-Kokos

ZUTATEN

- 15 g Kokosflocken
- 15 g natives Kokosöl
- 30 g Eiweißpulver (z. B. von dm: 89 g EW, 3 g KH, 2 g Fett)
- 150 ml Wasser
- 125 g Kokosmilch (20 % Fett)
- 50 g Magerquark
- 30 g Sahne
- 100 g Papaya (geschält gewogen)
- flüssiger Süßstoff nach Belieben

ZUBEREITUNG

Kokosflocken in einer beschichteten Pfanne ohne Fett rösten, bis sie Aroma entfalten. Kokosöl bei geringer Hitzezufuhr (Topf, Mikrowelle oder Wasserbad) schmelzen. Etwas abkühlen lassen. Alle Zutaten in einen Mixer geben und pürieren. Nach Geschmack mit 1–2 Tropfen Steviafluid oder einem anderen Flüssigsüßstoff abschmecken.

Gesamtmenge ca. 515 g	**gesamt**	**pro 100 g**
Kohlenhydrate	10,8 g	2,1 g
Fett	98,2 g	11,3 g
Eiweiß	38,1 g	7,4 g
Kalorien	720 kcal	140 kcal

Pikante Kraftshakes

KETOGENER GRUNDSHAKE FÜR PIKANTE VARIATIONEN

- 20 g Eiweißpulver (z. B. von dm: 89 g EW, 3 g KH, 2 g Fett)
- 10 g Raps- oder Leinöl
- 100 ml Wasser mit Kohlensäure
- 125 g Sahne
- 75 g Magerquark

ZUBEREITUNG

Alle Zutaten in einen Mixer geben und pürieren.

VARIANTEN

- Keto-Shake Gurke-Minze
- Keto-Shake Zaziki
- Scharfer Keto-Shake Chili-Tomate

Gesamtmenge ca. 330 g	gesamt	pro 100 g
Kohlenhydrate	7,6 g	2,3 g
Fett	47,9 g	14,5 g
Eiweiß	31 g	9,4 g
Kalorien	581 kcal	176 kcal

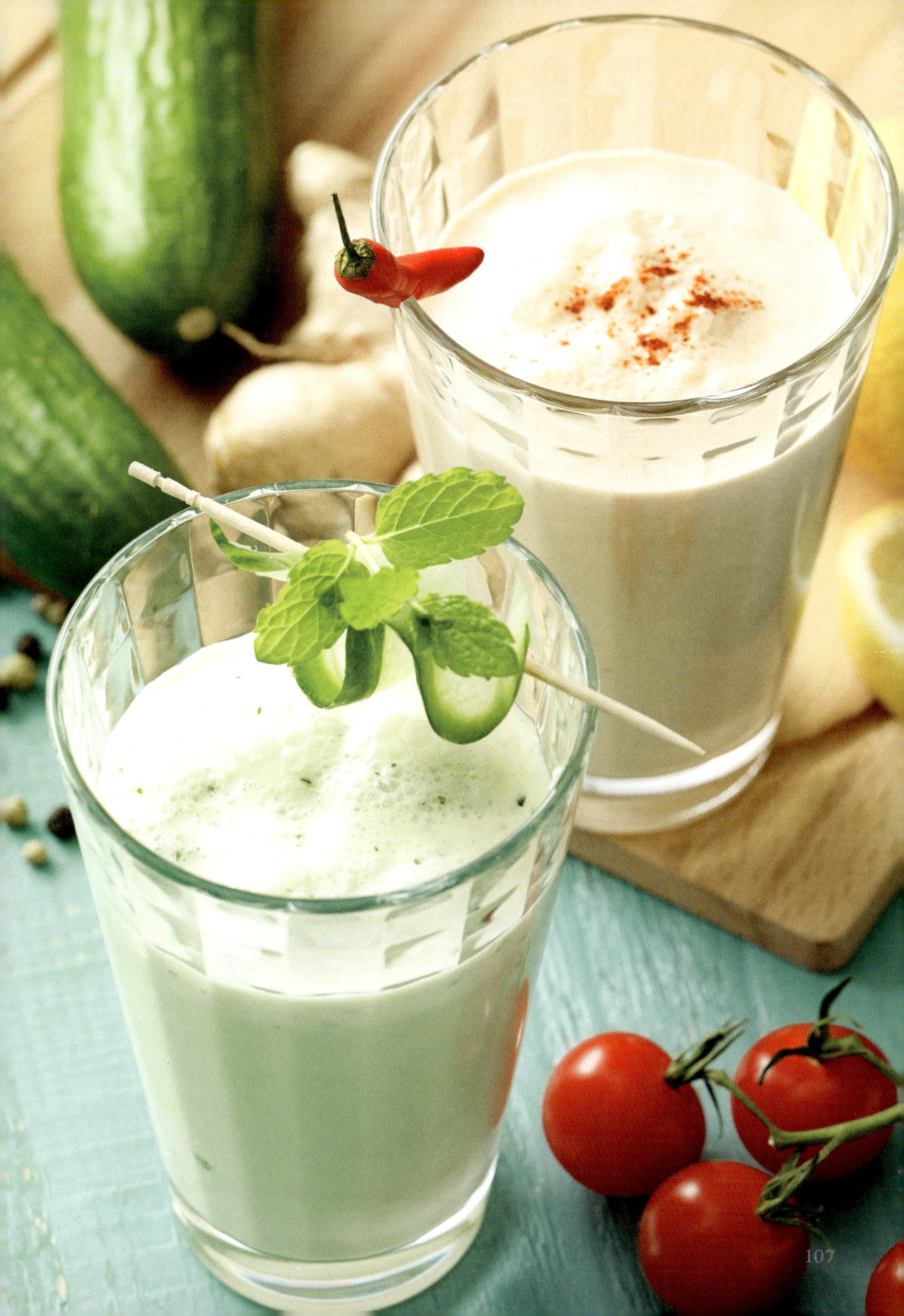

Keto-Shake Gurke-Minze

ZUTATEN

- 1 Grundshake (siehe Seite 106)
- 100 g geschälte Salatgurke
- 2 TL Zitronensaft
- 1 TL frisch gehackte Minze
- ½ TL frisch geriebener Ingwer
- Salz und gemahlener Pfeffer nach Geschmack

ZUBEREITUNG

Die Gurke klein schneiden, mit den übrigen Zutaten in einen Mixer geben und pürieren.

Gesamtmenge ca. 445 g	gesamt	pro 100 g
Kohlenhydrate	10,7 g	2,4 g
Fett	49 g	11,0 g
Eiweiß	32 g	7,2 g
Kalorien	610 kcal	137 kcal

Keto-Shake Zaziki

ZUTATEN

- 1 Grundshake (siehe Seite 106)
- 100 g geschälte Salatgurke
- 2 TL Zitronensaft
- ½ gepresste Knoblauchzehe
- Salz und gemahlener Pfeffer nach Geschmack

ZUBEREITUNG

Die Salatgurke klein schneiden, mit den übrigen Zutaten in einen Mixer geben und pürieren.

Gesamtmenge ca. 445 g	gesamt	pro 100 g
Kohlenhydrate	10,7 g	2,4 g
Fett	49 g	11,0 g
Eiweiß	32 g	7,2 g
Kalorien	610 kcal	137 kcal

Scharfer Keto-Shake Chili-Tomate

ZUTATEN

- 1 Grundshake (siehe Seite 106)
- 100 ml Tomatensaft
- Chiligewürz nach Geschmack
- Tabasco nach Geschmack
- Salz und gemahlener Pfeffer nach Geschmack

ZUBEREITUNG

Alle Zutaten in einen Mixer geben und pürieren.

Gesamtmenge ca. 430 g	**gesamt**	**pro 100 g**
Kohlenhydrate	9,9 g	2,3 g
Fett	50,3 g	11,7 g
Eiweiß	33,1 g	7,7 g
Kalorien	625 kcal	144 kcal

Wenn's schnell gehen muss: Finger- und Löffelfood

Manchmal ist einfach keine Zeit, um zu kochen oder gemütlich zu essen. Für solche Gelegenheiten sind nahrhafte Snacks und Kleinigkeiten, die sich aus der Hand naschen lassen, ideal. Was Sie vermeiden sollten: Mahlzeiten zu übergehen. Denn sobald einen der große Hunger überfällt, isst man leicht Dinge, die man »eigentlich« gar nicht essen wollte. Deswegen sollten Sie immer ein paar Keto-Snacks zur Hand haben. Wenn Sie unterwegs sind oder die Produkte nicht kennen, prüfen Sie die Nährwerttabelle auf der Verpackung, denn die Gehalte schwanken teilweise stark!

Avocados

sind das beste Obst für Keto-Fans – tatsächlich gehören Avocados botanisch zum Obst. Äußerst fettreich, kaliumreich und nahrhaft lassen sie sich direkt aus der Schale löffeln. Mit etwas Salz und Pfeffer bestreut ergeben sie einen sättigenden Snack. Träufeln Sie zusätzlich ein paar Tropfen Zitronen- oder Limettensaft darüber und Sie haben eine erfrischende Zwischenmahlzeit. Für eine leckere Guacamole, in die Sie zum Beispiel Staudensellerie dippen können, zerdrücken Sie das gewürzte Fruchtfleisch zusammen mit einem großen Klecks Crème fraîche und etwas Zitronensaft.

▸▸ *Tipp: Bei Schleimhautproblemen oder Wundsein in Mund und Speiseröhre Pfeffer und Zitrussaft weglassen und die Avocado vor dem Verzehr eine Stunde in den Kühlschrank legen. Bei Kau- oder Schluckproblemen das Fruchtfleisch gleichmäßig pürieren.*

Nährwerte	**Fett**	**Eiweiß**	**KH**	**Energie**
½ Avocado à 100 g (ohne Stein und Schale)	23,5 g	1,9 g	0,4 g	215 kcal
Kalorien-%	97,5 %	3,5 %	< 1 %	

(**Quelle:** http://fddb.info, Werte gerundet, daher ergibt die Summe nicht immer exakt 100 %)

Teewurst

Eine Teewurst auszulöffeln ist sicher ungewohnt – doch was spricht dagegen? Es ist ein fettreicher, eiweißhaltiger, praktisch kohlenhydratfreier (Kennzeichnung beachten!), leicht zu schluckender, leckerer Keto-Snack.

Nährwerte	Fett	Eiweiß	KH	Energie
½ Teewurst à 50 g	17,4 g	7,2 g	0,1 g	185 kcal
Kalorien-%	85 %	16 %	< 1 %	

(**Quelle:** http://fddb.info, Werte gerundet, daher ergibt die Summe nicht immer exakt 100 %)

Macadamianüsse

sind einfach köstlich und so schön knackig. Damit das so bleibt, sollten Sie angebrochene Packungen immer wieder fest verschließen, am besten mit einem Clip. Macadamias sind ideale Keto-Snacks, weil sie von allen Nüssen am meisten Fett und nur wenige Kohlenhydrate enthalten (Kennzeichnung beachten!). Wer auf die Kalorien achten will oder muss, sollte Macadamias maßvoll (zum Beispiel 20 Gramm) genießen: Eine Tüte mit 125 Gramm bringt es auf stolze 950 Kilokalorien.

Nährwerte	Fett	Eiweiß	KH	Energie
1 Handvoll Macadamias à 20 g	15,3 g	1,8 g	0,7 g	150 kcal
Kalorien-%	92 %	5 %	2 %	

(**Quelle:** http://fddb.info, Werte gerundet, daher ergibt die Summe nicht immer exakt 100 %)

Kokosnuss

Das helle Fleisch der Kokosnuss ist ein erfrischender und aromatischer Snack, den es sogar auf Jahrmärkten zu kaufen gibt. Interessant ist die Kokosnuss auch, weil sie unter anderem Eisen, Zink, Magnesium und Selen liefert. Das Spurenelement Selen ist zum Beispiel für ein »schlagkräftiges« Immunsystem wichtig. Das Fett der Kokosnuss ist überwiegend gesättigt und galt deshalb lange als ungesund – allerdings zu unrecht, wie man heute weiß. Kokosfettsäuren haben zudem antimikrobielle und antikariogene Wirkungen, und sie werden bevorzugt in Ketone umgewandelt. Das macht die Kokosnuss zu einem hervorragenden Keto-Snack.

Nährwerte	Fett	Eiweiß	KH	Energie
1 Stück Kokosnuss à 50 g	18,3 g	2,0 g	2,4 g	180 kcal
Kalorien-%	91 %	4 %	5 %	

(**Quelle:** http://fddb.info, Werte gerundet, daher ergibt die Summe nicht immer exakt 100 %)

Bergkäse (50 % Fett i. Tr.) oder Brie (60 % Fett i. Tr.)

Ein Stück Käse aus der Hand gegessen sättigt nicht nur hervorragend, es liefert zudem viele Nährstoffe, wie zum Beispiel Vitamin B_{12} für die Blutbildung und die Nervenfunktion, sowie Kalzium für starke Knochen und Muskeln. Alle festeren Käsesorten sind praktisch kohlenhydratfrei und daher ideale, eiweißreiche Keto-Snacks. Sehr lecker dazu schmeckt übrigens Avocado oder ein Klecks Senf.

Nährwerte	Fett	Eiweiß	KH	Energie
30 g Bergkäse oder Brie	9,9 g	7,8 / 5 g	0 g	120/110 kcal
Kalorien-%	75 / 82 %	26 / 18 %	0 %	

(**Quelle:** http://fddb.info, Werte gerundet, daher ergibt die Summe nicht immer exakt 100 %)

Salami

Ein paar Scheiben Salami sind schnell zur Hand – und sie lassen sich sehr gut mit etwas kohlenhydratarmem Gemüse, ein paar Oliven oder einer Handvoll Macadamias kombinieren. Beim Einkaufen beachten Sie bitte die Zutatenliste, denn vielen Salamis wird Zucker in unterschiedlicher Menge zugesetzt. Stammt die Wurst von einem glücklichen Weidetier, ist die Fettqualität besser als bei handelsüblicher Ware: Das Fett dieser Tiere zeigt ein deutlich besseres Omega-6- zu Omega-3-Verhältnis. Salamis gehören zu den eher eiweißreichen Keto-Snacks.

Nährwerte	Fett	Eiweiß	KH	Energie
30 g Salami (ohne Zucker)	10,8 g	7,8 g	0 g	128 kcal
Kalorien-%	76 %	24,4 %	0 %	

(**Quelle:** http://fddb.info, Werte gerundet, daher ergibt die Summe nicht immer exakt 100 %)

Beef Jerkey

ist eiweißreiches, fettarmes getrocknetes Rindfleisch, das sehr aromatisch schmeckt und praktisch kohlenhydratfrei ist. Allerdings gilt dies nur für Produkte ohne Zucker, Sirupe und andere süßende Zutaten. Suchen Sie nach Produkten, die nur Fleisch und gegebenenfalls etwas Salz, Gewürze und Rauch auflisten. Inzwischen gibt es auch Jerkeys aus getrocknetem Geflügelfleisch. Während in den USA und Kanada vor allem Beef Jerkey beliebt ist, schätzen die Südafrikaner ihr Biltong: getrocknete Wildfleischstreifen von Springböcken, Kudus, Zebras oder Straußen. Biltong und Beef Jerkey sind nicht billig, dafür jedoch lange haltbar und, weil sie keine Kühlung brauchen, ideale Keto-Snacks für unterwegs.

Nährwerte	Fett	Eiweiß	KH	Energie
25 g Beef Jerkey (ohne Zucker, Aroma, etc.)	2,8 g	15,5 g	0 g	87 kcal
Kalorien-%	30 %	71 %	0 %	

(**Quelle:** Herstellerangaben für Gareis Bison Jerkey, Werte gerundet, daher ergibt die Summe nicht immer exakt 100 %)

Und wenn es einmal ganz besonders schnell gehen muss …

pellen Sie sich zwei hart gekochte Eier (< 1 g KH), die Sie mit einem Tupfer Senf, Tomatenmark oder Remouladensauce dekorieren können. Dazu passen eine kleine Möhre oder etwas Staudensellerie.

Fix geöffnet ist auch eine Dose Fisch. Ob Thunfisch-, Makrelen-, Lachs- oder Heringsfilets: Wenn Sie die Saucen weitgehend unangetastet lassen, bleiben Sie unter 1 Gramm Kohlenhydrate. Dafür bekommt Ihr Körper hochwertiges Eiweiß, Mineralien wie Jod sowie eine Extraportion Omega-3-Fettsäuren – und Sie sind schnell und lange satt.

▸▸ *Tipp: Wer möchte, kann die Keto-Snacks zusammen mit einem kleinen Blitzsalat essen. Dazu einfach ein Salatherz waschen, den Strunk abschneiden und den Salat quer in Ringe schneiden. Die Ringe auseinanderpflücken, salzen und pfeffern und mit einem Teelöffel Essig oder Zitronensaft und ein bis zwei Esslöffeln Oliven-, Raps- oder Walnussöl anmachen.*

Hühnerbrühe

ZUTATEN FÜR CA. 1,5 L

- 1 Suppenhuhn
- 1 große, ungeschälte Zwiebel
- 1–2 Möhren (ca. 100 g)
- 1 Stück Knollensellerie (ca. 100 g)
- ½ Lauchstange
- 1–2 Knoblauchzehen
- ½ Bund Petersilie
- etwas Thymian
- 2 kleine Lorbeerblätter
- 2 Nelken
- 15 Pfefferkörner
- 1–2 TL Salz

ZUBEREITUNG

Das Huhn waschen und mit kaltem Wasser bedeckt in einem Topf zum Kochen bringen. 1 Std. köcheln lassen.

Inzwischen die Zwiebel waschen und halbieren, die Kräuter und das Suppengemüse waschen, putzen und grob zerkleinern, den Knoblauch schälen. Gemüse, Kräuter, Gewürze und Salz zum Huhn in den Topf geben. Bei Bedarf etwas kaltes Wasser nachgießen, sodass alles bedeckt ist. Wieder zum Kochen bringen und 1 weitere Std. köcheln lassen.

Dann die Brühe durch ein Sieb gießen. Sollte der Geschmack noch nicht intensiv genug sein, die Brühe im offenen Topf noch etwa ½ Std. einkochen lassen.

Das Hühnerfleisch vom Knochen lösen und entweder als Suppeneinlage servieren oder für eine andere Mahlzeit verwenden.

In der Brühe liegt die Kraft – und Wärme

Eine kräftige Brühe wärmt und tröstet. Und wenn sie aus einem guten Stück Fleisch mit Knochen, Haut, Sehnen und Knorpeln gekocht wurde, versorgt sie den Körper auch mit allerlei wichtigen Mineralien und weiteren Nährstoffen. Eine gute Brühe zu kochen ist kinderleicht! Am besten, Sie bereiten sich gleich einen Vorrat zu und frieren ihn portionsweise ein.

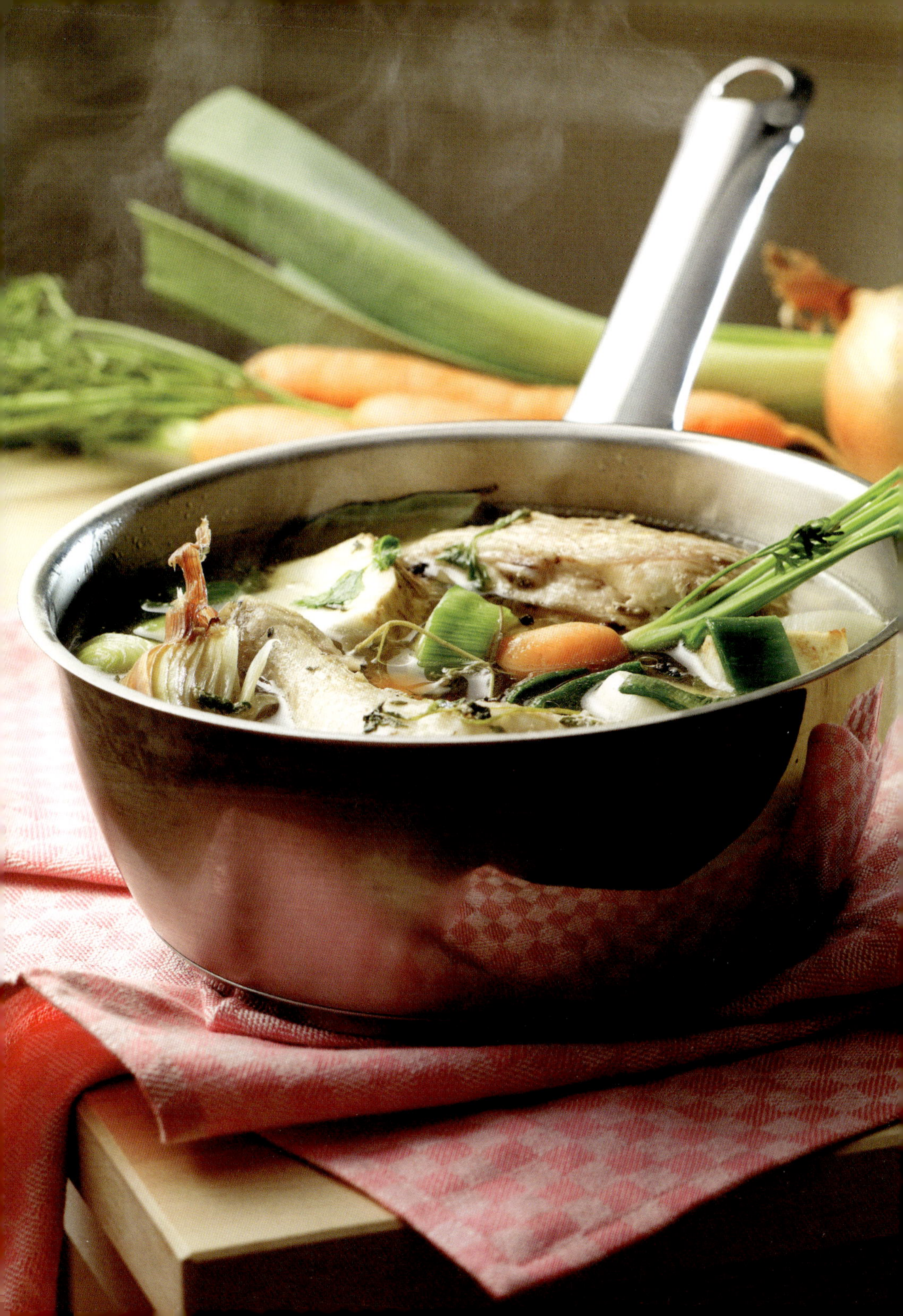

Rindfleischbrühe

ZUTATEN FÜR CA. 2 L

- 2 kg Beinscheibe oder anderes Rindersuppenfleisch mit Knochen
- 1–2 TL Salz
- 1 große, ungeschälte Zwiebel
- 1–2 Möhren (ca. 100 g)
- 1 Stück Knollensellerie (ca. 100 g)
- 1 Lauchstange
- 3–4 Knoblauchzehen
- ½ Bund Petersilie
- etwas Thymian
- 2 kleine Lorbeerblätter
- 2 Nelken
- 15 Pfefferkörner

ZUBEREITUNG

Das Fleisch in einem großen Topf mit kaltem Wasser bedecken, salzen, zum Kochen bringen und etwa 1 Std. köcheln lassen.

Inzwischen die Zwiebel waschen und halbieren. Die Kräuter und das Suppengemüse waschen, putzen und grob zerkleinern, den Knoblauch schälen. Gemüse, Kräuter und Gewürze zum Fleisch geben und bei Bedarf so viel kaltes Wasser nachgießen, dass alles bedeckt ist. Wieder zum Kochen bringen und 1 weitere Std. köcheln lassen.

Die fertige Brühe durch ein Sieb gießen und falls erforderlich nachsalzen. Das Fleisch vom Knochen lösen und klein geschnitten als Suppeneinlage genießen.

▸▸ *Tipp: Wer sich ketogen ernährt, sollte nicht nur mehr trinken (Faustregel ca. 1 Liter pro 25 Kilogramm Körpergewicht), man braucht täglich auch etwa einen halben Teelöffel mehr Salz als üblich. Hintergrund: In der Ketose scheidet der Körper mehr Wasser aus, und mit dem Wasser geht auch mehr Salz verloren. Eine Tasse Brühe ist hier äußerst hilfreich.*

Besonders kohlenhydratarme Rezeptzutaten

	Marke	Kohlenhydrate (g/100 g)	Fett (g/100 g)	Eiweiß (g/100 g)	Kalorien (kcal/100 g)
Acerolasaft	Alnavit	2,7	< 0,3	< 0,3	16
Backhefe (für 500 g Mehl)	Alnatura	1 g/ Päckchen	0,5 g/ Päckchen	3,7 g/ Päckchen	29 kcal/ Päckchen
Backpulver Backin	Dr. Oetker	3,3 g/ Päckchen	0	0	13,4 kcal/ Päckchen
Bittermandelaroma	Dr. Oetker	0 g/ Fläschchen	1,5 g/ Fläschchen	0 g/ Fläschchen	13,8 kcal/ Fläschchen
Brot »Eiweiß Abendbrot«	K & U Bäckerei	4,9	14,5	26,5	282
Brot Eiweißbrot »Das Blonde«	K & U Bäckerei	6	5,9	28,3	206
Brot »ProBody«	Griesinger	6,1	16,8	21,4	285
Buttervanillearoma	Dr. Oetker	0,8 g/ Fläschchen			3,2 kcal/ Fläschchen
Crème fraîche	Gut & Günstig	2,9	30	2,5	292
Ei (Hühnerei)		0,7	11,2	12,9	155
Eiweiß 90 Neutraler Geschmack	Das gesunde Plus	3	2	89	392
Eiweißpulver 3K Espresso-Cioccolata	Layenberger	3,9	3,5	81	385
Eiweißpulver 3K Panna-Cotta	Layenberger	3,1	3	83,3	371
Eiweißpulver Protein 90 Himbeer-Panna-Cotta	Champ	3	2,5	86	379
Essig, Walnussessig	Hengstenberg	0,6	0	0	21
Feta	Eridanous	0,7	23.0	16,5	276
Frischkäse dänisch	Alpenmark	2,8	25,1	5,1	258
Frischkäse körnig	Alpenmark	1	4,3	13	95
Früchtetee Waldbeere	Westcliff	1,2 g/Beutel			5 kcal/Beutel
Gelatine (12 Blatt)	Belbake	0	0	1,7 g/Blatt	7 kcal/Blatt
Gemüsebrühe klar (fertige Brühe)	Maggi	0,1	0,1	0,4	3
Gemüsebrühe klar (Pulver)	Maggi	5	0,1	16	160
Götterspeise Himbeere (Pulver)	Dr. Oetker	4,9		63,7	
Götterspeise Waldmeister (Pulver)	Ruf	0	0	68,5	0
Grüner Tee Orange-Ingwer	Westcliff	0,4 g/Beutel	0	0	2 g/Beutel
Hanfsamen	Davert	2,8	31,8	24	455

	Marke	Kohlenhydrate (g/100 g)	Fett (g/100 g)	Eiweiß (g/100 g)	Kalorien (kcal/100 g)
Haselnüsse, ganze Kerne	Sweet Valley	6,1	60,1	16	650
Haselnusskerne natural gemahlen	Gut & Günstig	10,5	61,6	12	661
Joghurt mild 3,8% Fett	Edeka	3,6	3,8	3,3	64
Kakao Sarotti	Sarotti	8,7	20,7	19,8	357
Käsecreme	Minus L	<0,1	28,8	11,5	298
Kokosnussmilch	Edeka	1,9	19,4	3,8	197
Kokosraspel	Backfee	6,4	63	7,3	662
Kräuterbutter	Edeka	1,4	62,5	1	573
Kürbiskerne (steirische)	Holo	1,3	45,8	34	559
Leinsamen, ganzes Korn/geschrotet	Alnatura	0	30,9	28,8	471
Macadamianüsse	Farmer	5,3	76,7	8,7	757
Mandeln, blanchiert gemahlen	REWE	3	54,6	25,9	626
Mandeln, ganze Kerne/ungeschält gemahlen	Gut & Günstig	3,7	54,1	18,7	607
Mascarpone	Lovilio	3	35,5	5,8	355
Mayonnaise	ja!	3	75,9	1	699
Mohn (Blaumohn), fein gemahlen	Edeka	4,2	42,6	20,4	521
Mozarella Belight	Belight	0,4	8,5	20	158
Nescafé Espresso	Nestlé S.A.	3,1	0,2	7,8	118
Paranusskerne	Farmer	3,6	66,8	13,6	676
Rumaroma	Dr. Oetker	1,3 g/ Fläschchen	0	0	5,3 kcal/ Fläschchen
Schlagsahne	Milfina/ Milbona	3,2	30	2,5	293
Schokolade Lindt Excellence Mild 90% Cacao	Lindt	14	55	10	592
Schokolade Moser Roth 85% Kakao	Moser Roth	21	49,3	9,3	589
Senf, scharf	Winarom	1,3	7,3	6,1	110
Sesamsaat	Holo	1	60,7	23,7	663
Sojacrème Alpro Cuisine	Alpro	1,6	17,3	2	174
Sojaflocken	Alnatura	3,1	20,6	40,8	398
Sojajoghurt Alpro Natur	Alpro	2,1	2,3	4	50
Sojamehl	SOBO	3	21	41	403
Sojamilch Alpro Drink	Alpro	0,2	1,8	3,3	31
Sojamilch	Provamel	0,1	2,1	3,7	35
Sonnenblumenkerne, geschält	Holo	3,3	53,8	25,8	617
Speisequark 40% Fett i. Tr.	Milfina/ Milbona	3,2	10,3	9	142
Tofu	bio	0,4	8	16,1	143

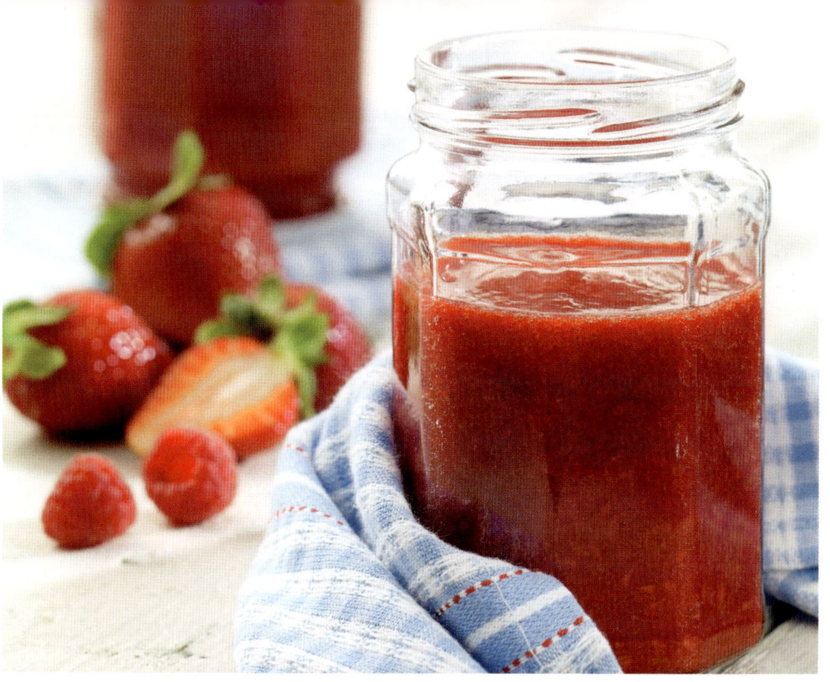

	Marke	Kohlen-hydrate (g/100 g)	Fett (g/100 g)	Eiweiß (g/100 g)	Kalorien (kcal/100 g)
Tofu, geräuchert	Edeka Bio	1	10,2	18,2	169
Tofu, Seidentofu	Demeter	1,7	2,2	5,1	47
Tomaten, geschält	Nostia	2,7	0,1	0,9	20
Tomatenfruchtfleisch in Stücken	Pomito	3	0,2	1	20
Tomatenmark	Alnatura	8,7	0,3	3,6	59
Walnusskerne, chilenisch	Edeka	6,1	70,6	16,1	733
Weinsauerkraut, mild	Jardinelle	0,8	<0,3	1,5	20

Etiketten (richtig) lesen

Wer sich ketogen ernährt, wird öfter die Etiketten auf Lebensmitteln lesen (müssen), um sich über den Kohlenhydratgehalt zu informieren. Was auf den Lebensmitteln stehen muss und darf, ist inzwischen EU-weit geregelt. Das macht die Sache einfacher, etwa bei Urlaubsreisen. Die Zutatenliste muss auf den meisten verpackten Lebensmitteln angegeben werden. Sie listet die Zutaten des Lebensmittels in absteigender Menge auf. Doch Vorsicht: Sie erlaubt keine Auskunft über den Kohlenhydratgehalt!

Beispiel: Fruchtjoghurt Kirsche

Zutaten: Vollmilchjoghurt (3,5 % Fett), Fruchtzubereitung (Kirschen, Kirschsaft, Glukose-Fruktose-Sirup, Aroma), Zucker.

Auf den ersten Blick könnte man meinen, dass nur wenig Zucker enthalten ist, denn er steht ja an letzter Stelle. Allerdings ist auch der Glukose-Fruktose-Sirup nichts anderes als Zucker. Tatsächlich gibt es viele Begriffe, hinter denen sich Zucker beziehungsweise Kohlenhydrate verbergen können: zum Beispiel Fruktose, Glukose, Laktose, Maltose, modifizierte Stärke, Mehle aller Art, Honig, Trockenfrüchte, Fruchtkonzentrate oder Milcherzeugnisse.

Außerdem enthalten auch Joghurt, Kirschen und Kirschsaft verschiedene Zucker. So können leicht 12 bis 15 Gramm Zucker pro 100 Gramm Fruchtjoghurt zusammenkommen. Ein üblicher 150-g-Becher käme damit auf 18 bis 22,5 Gramm Kohlenhydrate – für eine ketogene Mahlzeit ist das zu viel.

Informativer als die Zutatenlisten sind die tabellarischen Nährwertangaben, die seit 2014 auf den meisten verpackten Lebensmitteln abgedruckt sein müssen. Für unser Beispiel könnten sie so aussehen:

FRUCHTJOGHURT KIRSCHE

100 Gramm enthalten durchschnittlich:

Brennwert	408 kJ / 97 kcal
Fett	3,5 g
▪ davon gesättigte Fettsäuren	2,2 g
Kohlenhydrate	12 g
▪ davon Zucker	11,7 g
Eiweiß	4,4 g
Salz	0,1 g

Hier ist klar erkennbar, wie viele Kohlenhydrate pro 100 Gramm enthalten sind – und wie viel davon Zucker ist. Die restlichen Kohlenhydrate sind Stärke, die man bei einer ketogenen Ernährung auch nicht möchte, weil Stärke im Körper zu Zucker wird.

Die Tabelle ist die beste, einfachste und eindeutigste Kennzeichnungsart. Fallen Sie nicht auf die sogenannte GDA-Kennzeichnung herein, die sich meist auf der Vorderseite befindet und die Nährwerte für frei erfundene »Portionen« angibt.

Achten Sie also auf die Kohlenhydratangaben pro 100 Gramm (oder 100 Milliliter)! Dann schauen Sie, wie viel von diesem Lebensmittel in der Packung ist beziehungsweise wie viel Sie davon essen möchten, um auf den Kohlenhydratgehalt Ihrer Portion zu kommen. Im Falle unseres Joghurts (150 Gramm) wären das 18 Gramm für den ganzen Becher. Und bei einer Tüte Mandeln mit 5,5 Gramm Kohlenhydraten pro 100 Gramm würden in einer Handvoll Mandeln (= 20 Gramm) rund 1,1 Gramm Kohlenhydrate stecken.

▸▸ ***Andere Länder, andere Sitten! In englischsprachigen Ländern sind mit »ounces«, »inches«, »cups«, »pints« oder »gallons« nicht nur andere Maß- und Gewichtseinheiten als bei uns üblich: Wer im Internet stöbert, findet oft auch abweichende Kohlenhydratangaben. Bei amerikanischen und kanadischen Lebensmitteln ist es beispielsweise üblich, die Gesamtmenge der Kohlenhydrate (Carbs, Carbohydrates) und die sogenannten verwertbaren oder Netto-Kohlenhydrate (available carbs, net carbs) anzugeben. Die Angaben für die gesamte Menge der Kohlenhydrate schließen in diesem Fall auch die unverdaulichen Ballaststoffe mit ein, die den Blutzucker nicht erhöhen und die Ketose nicht stören. Entscheidend sind also die Angaben zu den verwertbaren oder Netto-Kohlenhydraten: Sie entsprechen den Kohlenhydratangaben bei uns.***

Nützliche Internetseiten

Es gibt inzwischen zahlreiche Internetforen, Rezeptbörsen und Lebensmittelhändler, die sich auf eine kohlenhydratarme Ernährung spezialisiert haben. Da es viele Varianten kohlenhydratarmer Ernährung gibt, sind nicht alle angebotenen Produkte, Rezepte oder Informationen für eine ketogene Ernährung geeignet. Daher gilt: Prüfen Sie die Angebote bitte sorgfältig und berechnen Sie im Zweifel anhand der Zutaten und Nährwertangaben die Kohlenhydratmengen!

- Eine große Vielfalt an Lebensmitteln mit exakten Nährwertangaben für eine ketogene Ernährung finden Sie unter www.ketoladen.de.
- Viele praktische Informationen, Tipps und Rezepte liefert die deutsche Seite von Low Carb High Fat (LCHF = wenig Kohlenhydrate, viel Fett), bei der es verschieden strenge Formen der Kohlenhydratreduktion gibt: http://lchf.de.
- Speziell für Krebspatienten entstand begleitend zu dem Buch »Krebszellen lieben Zucker, Patienten brauchen Fett« von Prof. Ulrike Kämmerer, Dr. Schlatterer und Dr. Knoll die Internetseite www.keto-bei-krebs.de. Hier finden Sie Hintergrundinfos, neue Studien, kritische Diskussionen und auch ein paar Rezepte.
- Fast ohne Erläuterungen, aber dafür mit schönen Schritt-für-Schritt-Fotos kommt die Seite http://kohlenhyd-art.de daher. Leider gibt es zu den Rezepten keine Angaben zu den Kohlenhydraten, man sollte sie daher selbst berechnen.
- Der Selbsthilfeverein Ketarier e.V. berät und hilft bei der praktischen Umsetzung der ketogenen Ernährung: www.ketarier.de.
- Wer sich für eine ketogene Diät bei Epilepsie interessiert, gibt diese Begriffe am besten bei einer Internetsuchmaschine ein. Es existiert eine Fülle hilfreicher Seiten, sodass man auch nach Angeboten in Wohnortnähe suchen kann.
- Wer des Englischen mächtig ist, findet hier sehr viele Informationen: www.ketogenic-diet-resource.com.

Ihre persönliche Keto-Checkliste

Mein KH-Limit: ________ g KH täglich. Datum: ____________________

Mahlzeit/Gericht	KH	Fett	EW	kcal	Gewicht	Ketose?
	in Gramm	in Gramm	in Gramm		in Kilogramm	Uhrzeit und Anzeige Teststreifen
Tagessumme						
% der Kalorien				100%		
	(1 g=4 kcal)	(1 g=9 kcal)	(1 g=4 kcal)			

Tabelle kopieren und täglich ausfüllen – so behalten Sie den Überblick und können ggf. gegensteuern.

LOGI-Methode

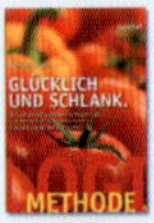

BEST-SELLER SPIRALO

Glücklich und schlank.
Mit viel Eiweiß und dem richtigen Fett.
Das komplette LOGI-Basiswissen.
Mit umfangreichem Rezeptteil.
Dr. Nicolai Worm
978-3-942772-96-9 **19,99 €**

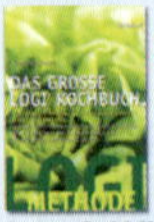

BEST-SELLER SPIRALO

Das große LOGI-Kochbuch.
120 raffinierte Rezepte zur Ernährungsrevolution von Dr. Nicolai Worm.
Mit exklusiven LOGI-Kompositionen der Spitzenköche Alfons Schuhbeck, Vincent Klink, Ralf Zacherl, Christian Henze und Andreas Gerlach.
Franca Mangiameli
978-3-942772-79-2 **19,99 €**

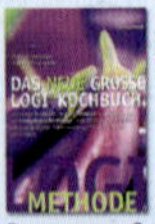

BEST-SELLER SPIRALO

Das neue große LOGI-Kochbuch.
120 neue Rezepte – auch für Desserts, Backwaren und vegetarische Küche.
Jede Menge LOGI-Tricks und die klügsten Alternativen zu Pizza, Pommes und Pasta.
Franca Mangiameli | Heike Lemberger
978-3-942772-88-4 **19,99 €**

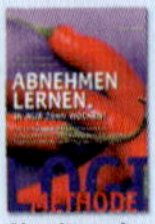

SPIRALO

Abnehmen lernen.
In nur zehn Wochen!
Das intelligente LOGI-Power-Programm zur dauerhaften Gewichtsreduktion.
Mit diesem Tagebuch werden Sie Ihr eigener LOGI-Coach!
Heike Lemberger
Franca Mangiameli **15,99 €** ~~18,99 €~~
978-3-942772-59-4

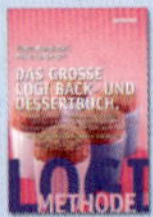

BEST-SELLER

Das große LOGI-Back- und Dessertbuch.
Über 100 raffinierte Dessertrezepte, die Sie niemals für möglich gehalten hätten. So macht Leben nach LOGI noch mehr Spaß!
Mit ausführlichem Stevia-Extrakapitel.
Franca Mangiameli | Heike Lemberger
978-3-927372-66-5 **19,95 €**

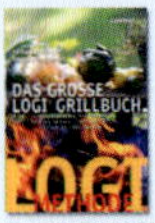

Das große LOGI-Grillbuch.
120 heiß geliebte Grillrezepte rund um Gemüse, Fisch und Fleisch.
Ein Fest für LOGI-Freunde.
Heike Lemberger
Franca Mangiameli **15,99 €** ~~18,00 €~~
978-3-942772-12-9

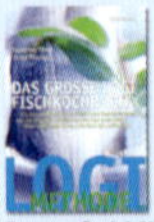

Das große LOGI-Fischkochbuch.
Köstliche Gerichte mit Fisch und Meeresfrüchten aus heimischen Gewässern und aus aller Welt.
S. Thiel | A. Fischer **15,99 €**
978-3-942772-07-5 ~~19,99 €~~

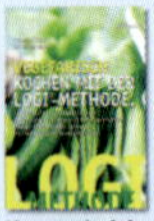

SPIRALO NEU

Vegetarisch kochen mit der LOGI-Methode.
LOGI ohne Fisch und Fleisch? Na klar!
80 innovative und kreative LOGI-Veggie-Rezepte. Wenige Kohlenhydrate – glutenfrei! Mit vielen veganen Rezeptalternativen.
Susanne Thiel | Dr. Nicolai Worm
978-3-942772-89-1 **19,99 €**

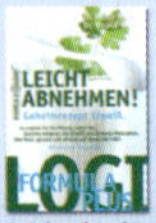

Leicht abnehmen!
Geheimrezept Eiweiß.
Gewicht verlieren mit Eiweiß und Formula-Mahlzeiten. Und dann: gesund und schlank auf Dauer mit LOGI.
Dr. Hardy Walle | Dr. Nicolai Worm
978-3-95814-009-7 **19,99 €**

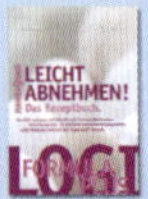

Leicht abnehmen!
Das Rezeptbuch.
Gewicht verlieren mit Eiweiß und Formula-Mahlzeiten. Und für danach: 70 einfache und abwechslungsreiche LOGI-Rezepte.
Dr. Hardy Walle
978-3-927372-40-5 **12,95 €**

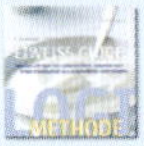

Eiweiß-Guide.
Tabellen mit über 500 Lebensmitteln bewertet nach ihrem Eiweißgehalt und ausgewählten Aminosäuren.
Franca Mangiameli | Heike Lemberger
Dr. Nicolai Worm
978-3-942772-64-8 **9,99 €**

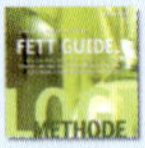

Fett Guide.
Wie viel Fett ist gesund? Welches Fett wofür? Tabellen mit über 500 Lebensmitteln, bewertet nach ihrem Fettgehalt und ihrer Fettqualität.
Heike Lemberger | Ulrike Gonder
Dr. Nicolai Worm **7,49 €**
978-3-942772-09-9 ~~9,99 €~~

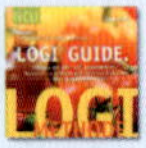

BEST-SELLER

LOGI-Guide.
Tabellen mit über 500 Lebensmitteln, bewertet nach ihrem glykämischen Index und ihrer glykämischen Last.
Franca Mangiameli
Dr. Nicolai Worm | Andra Knauer
978-3-942772-02-0 **6,99 €**

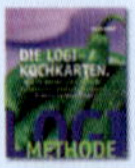

Die LOGI-Kochkarten.
Die besten LOGI-Rezepte.
Einfallsreich, einfach, preiswert.
978-3-942772-54-9 **12,99 €**

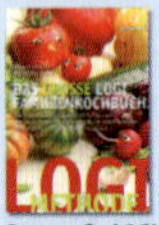

SPIRALO NEU

Das große LOGI-Familienkochbuch.
Die LOGI-Ernährungsmethode für die ganze Familie in Theorie und Praxis.
Mit 100 tollen Rezepten, die auch Kindern schmecken.
Marianne Botta | Dr. Nicolai Worm
978-3- 95814-016-5 **19.99 €**

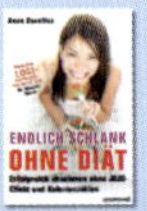

Endlich schlank ohne Diät.
Erfolgreich abnehmen ohne Jo-Jo-Effekt und Kalorienzählen - nach dem LOGI-Erfolgsprinzip von Dr. Nicolai Worm.
Anna Cavelius **7,49 €**
978-3-942772-10-5 ~~9,99 €~~

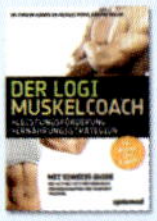

Der LOGI-Muskel-Coach.
Die ultimative Sporternährung für Muskelaufbau und Ausdauertraining.
Dr. Torsten Albers | Dr. Nicolai Worm
Kirsten Segler
978-3-942772-13-6 **19,99 €**

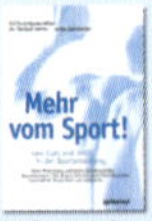

Mehr vom Sport!
Low-Carb und LOGI in der Sporternährung.
Unter Mitwirkung zahlreicher Spitzensportler: Boxweltmeister Felix Sturm, Schwimmprofi Mark Warnecke, Leichtathlet Danny Ecker und viele mehr.
Clifford Opoku-Afari | Dr. Nicolai Worm
Heike Lemberger
978-3-927372-41-2 **19,95 €**

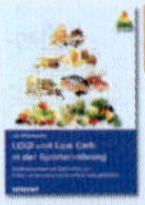
FÜR FACH KREISE

LOGI und Low Carb in der Sporternährung.
Glykämischer Index und glykämische Last – Einfluss auf Gesundheit und körperliche Leistungsfähigkeit.
Jan Prinzhausen
978-3-927372-30-6 **24,90 €**

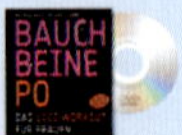

Bauch, Beine, Po – das LOGI-Workout für Frauen. (DVD)
Inklusive ausführlichem Booklet.
M. Maier | Dr. N. Worm **8,99 €**
978-3-927372-98-6 ~~14,95 €~~

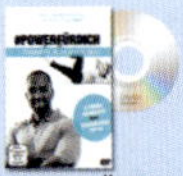

NEU

#POWERFÜRDICH. (DVD)
Trainiert, schlank & sexy.
Das 12-Wochen-Programm von Promi-Trainer Cliff.
Clifford Opoku-Afari
978-3-95814-010-3 **14,99 €**

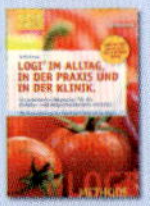

LOGI im Alltag, in der Praxis und in der Klinik.
Andra Knauer **6,99 €**
978-3-942772-31-0 ~~8,99 €~~

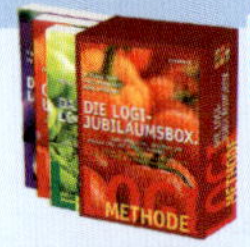

SPIRALO

Die LOGI-Jubiläumsbox.
10 erfolgreiche, glückliche und schlanke Jahre mit der LOGI-Methode.
Enthält DIE drei Standardwerke rund um die LOGI-Methode zum Jubiläumspreis.
- Glücklich und schlank.
- Das große LOGI-Kochbuch.
- Das neue große LOGI-Kochbuch.

Dr. Nicolai Worm | Franca Mangiameli
Heike Lemberger
978-3-927372-68-9 **50,00 €**
(erhältlich solange der Vorrat reicht)

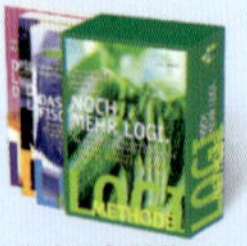

Noch mehr LOGI.
Die LOGI-Fisch-, -Back- und -Grillbox.
Über 400 raffinierte Rezepte.
Die Box beinhaltet:
- das große LOGI-Fischkochbuch
- das große LOGI-Grillbuch,
- das große LOGI-Back- und -Dessertbuch

Heike Lemberger | Franca Mangiameli
Susanne Thiel | Anna Fischer
978-3-942772-48-8 **45,00 €**
(erhältlich solange der Vorrat reicht)

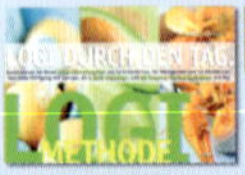

FLIP CHART TISCH AUFSTELLER

LOGI durch den Tag.
Kombinieren Sie Ihren LOGI-Abnehmplan aus 50 Frühstücken, 50 Mittagessen und 50 Abendessen. Maximale Sättigung mit weniger als 1.600 Kalorien und 80 Gramm Kohlenhydraten pro Tag!
Franca Mangiameli
978-3-95814-007-3 **24,99 €**

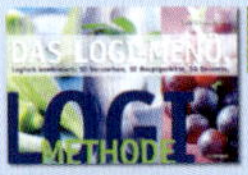

FLIP CHART TISCH AUFSTELLER

Das LOGI-Menü.
Logisch kombiniert: 50 Vorspeisen, 50 Hauptgerichte, 50 Desserts.
Franca Mangiameli
978-3-95814-006-6 **24,99 €**

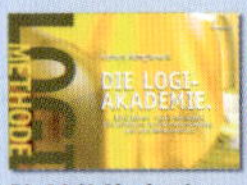

FLIP CHART TISCH AUFSTELLER
FÜR FACH KREISE

Die LOGI-Akademie.
LOGI lehren – LOGI verstehen.
Ein Leitfaden zur Patientenschulung und zum Selbststudium.
Franca Mangiameli **34,99 €**
978-3-927372-59-7 ~~48,00 €~~

Gesundheit

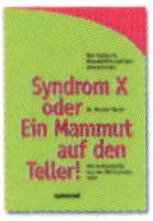

BEST-SELLER

Syndrom X oder Ein Mammut auf den Teller!
Mit Steinzeitdiät aus der Wohlstandsfalle.
Dr. Nicolai Worm
978-3-927372-23-8 **19,90 €**

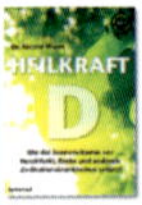

BEST-SELLER

Heilkraft D.
Wie das Sonnenvitamin vor Herzinfarkt, Krebs und anderen Zivilisationskrankheiten schützt.
Dr. Nicolai Worm
978-3-927372-47-4 **15,95 €**

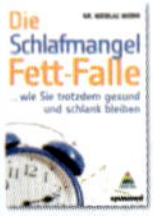

Die Schlafmangel-Fett-Falle.
... wie Sie trotzdem gesund und schlank bleiben.
Dr. Nicolai Worm **4,99 €**
978-3-927372-94-8 ~~14,95 €~~

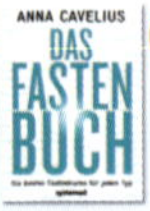

NEU

Das Fastenbuch.
Die besten Fastenkuren für jeden Typ.
Anna Cavelius
978-3-927372-85-6 **19,99 €**

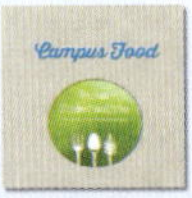

Campus Food.
Vegane Studentenküche.
Anne Bühring | Kurt-Michael Westermann
978-3-942772-21-1 **12,00 €**

*Seit Juli 2014 erscheinen unsere beliebten LOGI-Kochbücher in der praktischen verdeckten Spiralbindung.

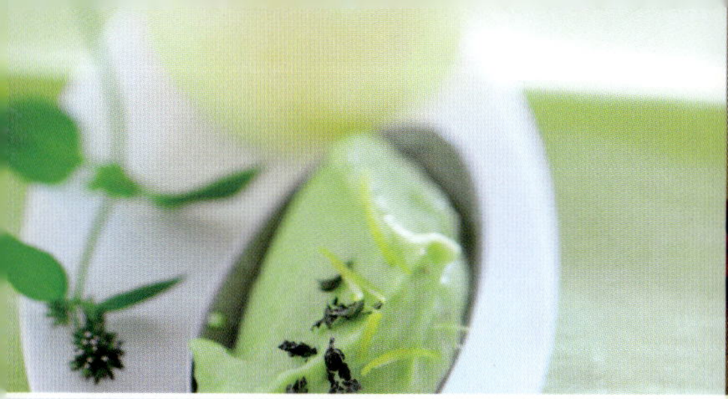

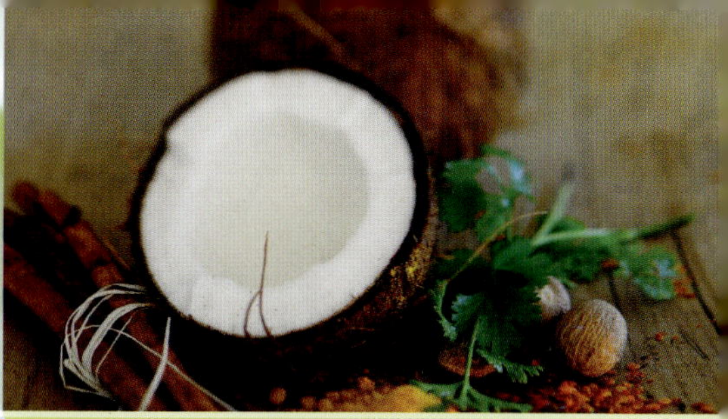

systemed Küchenratgeber

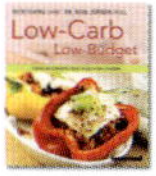

Low-Carb – Low-Budget.
Kohlenhydratbilanzierte Küche für den kleinen Geldbeutel.
Wolfgang Link | Dr. med. Jürgen Voll
978-3-942772-65-5 **7,99 €**

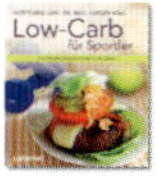

Low-Carb für Sportler.
30 kohlenhydratreduzierte Gerichte für den Sportler.
Wolfgang Link | Dr. med. Jürgen Voll
978-3-942772-91-4 **7,99 €**

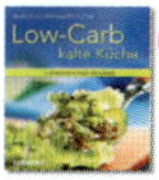

NEU
Low-Carb kalte Küche.
40 kohlenhydratarme Rezepte ohne zu kochen.
Manuela Oehninger Suter
978-3-95814-021-9 **7,99 €**

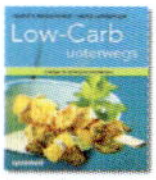

Low-Carb unterwegs.
40 Rezepte für die Reise und zum Mitnehmen.
Franca Mangiameli | Heike Lemberger
978-3-942772-66-2 **7,99 €**

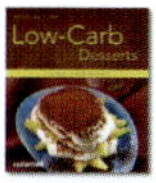

Low-Carb-Desserts.
40 Desserts mit wenig Kohlenhydraten.
Wolfgang Link
978-3-942772-95-2 **7,99 €**

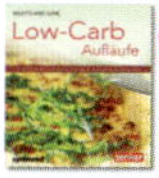

NEU
Low-Carb-Aufläufe.
40 kohlenhydratarme Rezepte aus dem Ofen & Wissenswertes zu Auflaufformen.
Wolfgang Link
978-3-95814-022-6 **7,99 €**

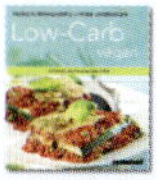

Low-Carb vegan.
40 Rezepte ohne tierische Lebensmittel.
Franca Mangiameli | Heike Lemberger
978-3-942772-68-6 **7,99 €**

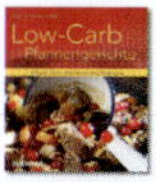

Low-Carb-Pfannengerichte.
40 Rezepte für die schnelle Pfanne mit wenig Kohlenhydraten.
Wolfgang Link
978-3-942772-93-8 **7,99 €**

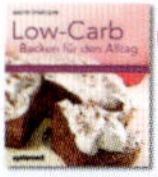

NEU
Low-Carb-Backen für den Alltag.
22 kohlenhydratarme, einfache und 100% funktionierende Rezepte für Kuchen und Kekse.
Beate Strecker
978-3-95814-033-2 **7,99 €**

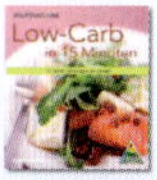

Low-Carb in 15 Minuten.
40 »leichte« Schnellrezepte zum Genießen.
Wolfgang Link
978-3-942772-75-4 **7,99 €**

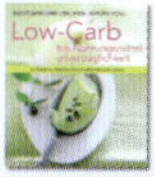

Low-Carb bei Nahrungsmittelunverträglichkeit.
30 Rezepte bei Laktoseintoleranz/Fruktoseintoleranz/Zöliakie.
W. Link | Dr. med. J. Voll
978-3-942772-74-7 **4,99 €** ~~7,99 €~~

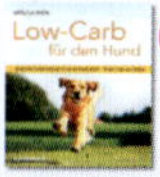

NEU
Low-Carb für den Hund.
Artgerechte Hundeernährung mit wenig Kohlenhydraten – Wissen, Tipps und Rezepte.
Ursula Bien
978-3-95814-011-0 **7,99 €**

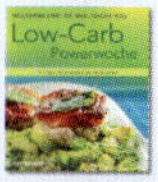

Low-Carb-Powerwoche.
In 7 Tagen Vitalität gewinnen und Gewicht verlieren.
Wolfgang Link | Dr. med. Jürgen Voll
978-3-942772-87-7 **7,99 €**

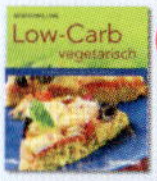

NEU
Low-Carb vegetarisch.
40 vegetarische Rezepte ohne Fisch und Fleisch.
Wolfgang Link
978-3-95814-005-9 **7,99 €**

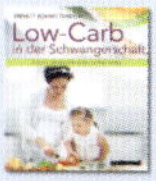

Low-Carb in der Schwangerschaft.
Gesundheit mit wenig Kohlenhydraten für Mutter und Baby.
Annett Schmittendorf
978-3-942772-72-3 **7,99 €**

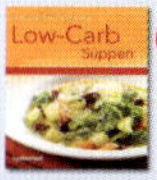

NEU
Low-Carb-Suppen.
40 Suppen und Eintöpfe zum einfachen Nachkochen.
Manuela Oehninger Suter
978-3-95814-004-2 **7,99 €**

Ketogene Ernährung

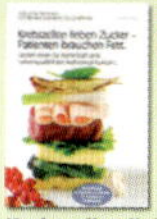

BEST-SELLER
Krebszellen lieben Zucker – Patienten brauchen Fett.
Gezielt essen für mehr Kraft und Lebensqualität bei Krebserkrankungen.
Prof. Ulrike Kämmerer
Dr. Christina Schlatterer | Dr. Gerd Knoll
978-3-927372-90-0 **24,99 €**

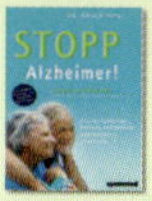

JETZT ALS PAPERBACK
Stopp Alzheimer!
Wie Demenz vermieden und behandelt werden kann.
Dr. Bruce Fife
978-3-942772-86-0 **20,00 €** ~~24,99 €~~

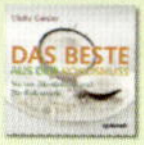

Das Beste aus der Kokosnuss.
Natives Bio-Kokosöl und Bio-Kokosmehl.
Ulrike Gonder
978-3-942772-56-3 **4,99 €**

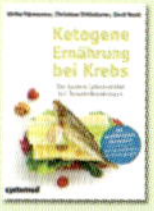

Ketogene Ernährung bei Krebs.
Die besten Lebensmittel bei Tumorerkrankungen.
Prof. Ulrike Kämmerer
Dr. Christina Schlatterer | Dr. Gerd Knoll
978-3-942772-43-3 **14,99 €**

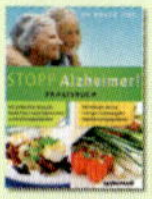

Stopp Alzheimer! Praxisbuch.
Wie Demenz vermieden und behandelt werden kann. Mit zahlreichen Rezepten, Mental-Test sowie Warenkunde und Kohlenhydrattabellen.
Dr. Bruce Fife
978-3-942772-27-3 **12,99 €**

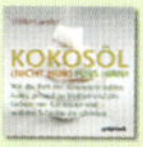

Kokosöl (nicht nur) fürs Hirn!
Wie das Fett der Kokosnuss helfen kann, gesund zu bleiben und das Gehirn vor Alzheimer und anderen Schäden zu schützen.
Ulrike Gonder
978-3-942772-38-9 **5,99 €**

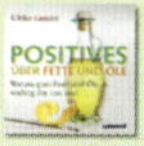

Positives über Fette und Öle.
Warum gute Fette und Öle so wichtig für uns sind.
Ulrike Gonder
978-3-942772-57-0 **4,99 €**
Alle 3 Bücher im Paket
978-3-942772-55-6 **12,00 €**

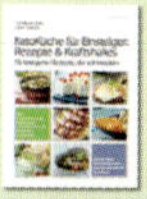

KetoKüche für Einsteiger: Rezepte & Kraftshakes.
50 ketogene Rezepte, die schmecken.
Dorothee Stuth | Ulrike Gonder
978-3-942772-42-6 **14,99 €**

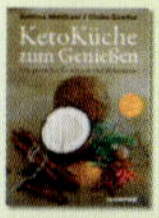

KetoKüche zum Genießen.
Mit gesunden Gewürzen und Kokosnuss. Über 100 ketogene Rezepte für Genießer.
Bettina Matthaei | Ulrike Gonder
978-3-942772-44-0 **19,99 €**

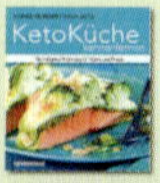

KetoKüche kennenlernen.
Die ketogene Ernährung in Theorie und Praxis.
Ulrike Gonder | Anja Leitz
978-3-942772-80-8 **7,99 €**

Das angesagte, neue Ernährungsthema im systemed Verlag: Gezielt essen bei Krebserkrankungen, Alzheimer und Demenz mit ketogener Ernährung.

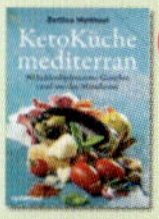

NEU
KetoKüche mediterran.
90 kohlenhydratarme Gerichte rund um das Mittelmeer.
Bettina Matthaei
978-3-95814-044-8 **19,99 €**

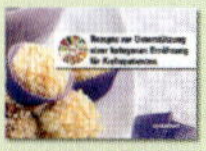

Praxisbroschüre Rezepte zur Unterstützung einer ketogenen Ernährung für Krebspatienten.
Prof. Ulrike Kämmerer | Nadja Pfetzer
(erhältlich nur beim Verlag) **6,90 €**

systemed verlag

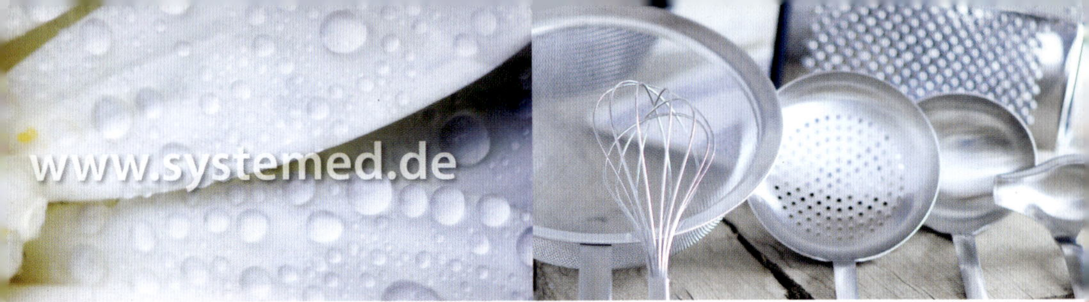

Ernährung, Gesundheit, Lifestyle, Wellness

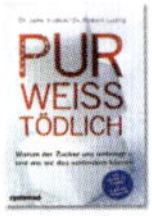

Pur – weiß – tödlich.
Warum der Zucker uns umbringt – und wie wir das verhindern können.
Prof. John Yudkin | Prof. Robert Lustig
978-3-942772-41-9 14,99 €

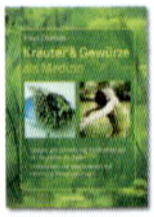

JETZT ALS PAPERBACK

Kräuter & Gewürze als Medizin.
Gesund und schlank mit Vitalkräften aus der Apotheke der Natur.
Klaus Oberbeil
978-3-942772-92-1 15,00 € ~~19,95 €~~

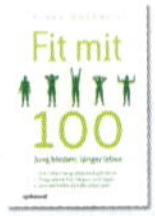

Fit mit 100.
Jung bleiben, länger leben.
- Ein Leben lang schlank & glücklich.
- Programme für Körper und Seele.
- 100 wertvolle Ernährungstipps.

Klaus Oberbeil
978-3-927372-93-1 14,99 €

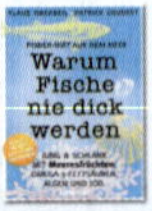

Warum Fische nie dick werden.
Jung & schlank mit Meeresfrüchten, Omega-3-Fettsäuren, Algen und Jod.
Klaus Oberbeil | Patrick Coudert
978-3-942772-71-6 9,99 €

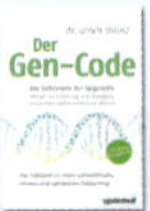

Der Gen-Code.
Das Geheimnis der Epigenetik – wie wir mit Ernährung und Bewegung unsere Gene positiv beeinflussen können.
Dr. Ulrich Strunz
978-3-942772-01-3 14,99 €

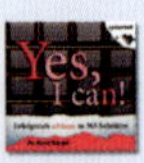

Yes, I can!
Erfolgreich schlank in 365 Schritten.
Dr. Ilona Bürgel
978-3-927372-51-1 4,99 € ~~15,00 €~~

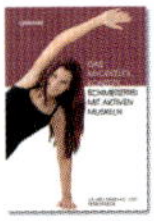

Das Myoreflexkonzept.
Schmerzfrei mit aktiven Muskeln.
Dr. med. E. Jörg | P. Kensok
978-3-942772-49-5 13,99 € ~~19,99 €~~

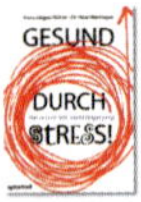

Gesund durch Stress!
Wer reizvoll lebt, bleibt länger jung!
Hans-Jürgen Richter
Dr. Peter Heilmeyer
978-3-927372-42-9 4,99 € ~~15,95 €~~

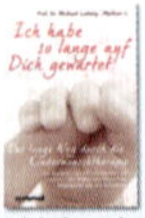

Ich habe so lange auf Dich gewartet!
Der lange Weg durch die Kinderwunschtherapie. Ein Tagebuch – ärztlich kommentiert und ergänzt – über Hoffnungen, Misserfolge, Wegbegleiter und das Wunschkind.
Prof. M. Ludwig | Maileen L.
978-3-942772-11-2 9,59 € ~~15,99 €~~

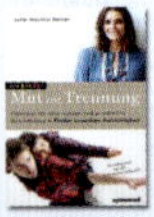

Mut zur Trennung.
Plädoyer für eine mutige und produktive Entscheidung – Kinder brauchen Aufrichtigkeit.
Jutta Martha Beiner
978-3-942772-47-1 9,59 € ~~15,99 €~~

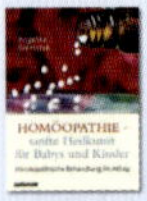

Homöopathie – sanfte Heilkunst für Babys und Kinder.
Homöopathische Behandlung im Alltag.
Angelika Szymczak
978-3-927372-49-8 5,99 € ~~19,95 €~~

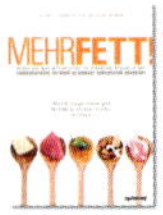

BEST-SELLER

Mehr Fett!
Warum wir mehr Fett brauchen, um gesund und schlank zu sein.
U. Gonder | Dr. N. Worm
978-3-927372-54-2 13,99 € ~~19,95 €~~

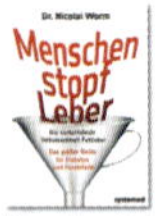

Menschenstopfleber.
Die verharmloste Volkskrankheit Fettleber.
Dr. Nicolai Worm
978-3-927372-78-8 19,99 €

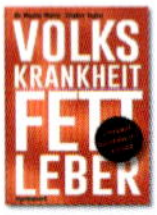

Volkskrankheit Fettleber.
Verkannt – verharmlost – heilbar.
Dr. Nicolai Worm | Kirsten Segler
978-3-942772-78-5 16,99 €

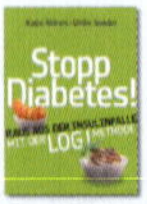

BEST-SELLER

Stopp Diabetes!
Raus aus der Insulinfalle dank der LOGI-Methode.
Katja Richert | Ulrike Gonder
978-3-927372-56-6 16,95 €

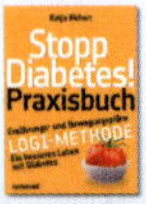

Stopp Diabetes! Praxisbuch.
Ernährungs- und Bewegungspläne. LOGI-Methode.
Ein besseres Leben mit Diabetes.
Katja Richert
978-3-942772-08-2 16,99 €

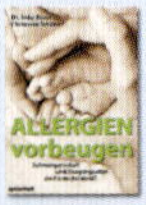

Allergien vorbeugen.
Schwangerschaft und Säuglingsalter sind entscheidend!
Dr. I. Reese | Chr. Schäfer
978-3-927372-50-4 9,99 € ~~14,95 €~~

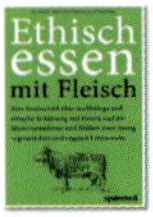

Ethisch Essen mit Fleisch.
Eine Streitschrift über nachhaltige und ethische Ernährung mit Fleisch und die Missverständnisse und Risiken einer streng vegetarischen und veganen Lebensweise.
Lierre Keith | Ulrike Gonder
978-3-927372-87-0 14,99 €

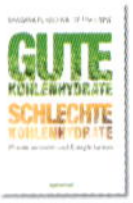

Gute Kohlenhyrate – schlechte Kohlenhydrate.
Pfunde verlieren und Energie tanken.
Barbara Plaschka | Petra Linné
978-3-927372-81-8 12,95 €

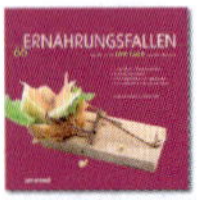

66 Ernährungsfallen ... und wie sie mit Low-Carb zu vermeiden sind.
- in typischen Alltagssituationen
- für Büro und Freizeit
- mit Einkaufsführer im Supermarkt
- mit ausführlichem Restaurant-Guide

Barbara Plaschka | Petra Linné
978-3-927372-55-9 15,95 €

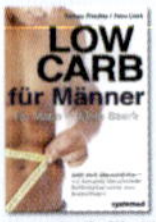

Low-Carb für Männer. Ein Mann – (k)ein Bauch.
Jetzt noch übersichtlicher – mit komplett überarbeiteter Kohlenhydrattabelle zum Nachschlagen.
Barbara Plaschka | Petra Linné
978-3-942772-52-5 15,99 €

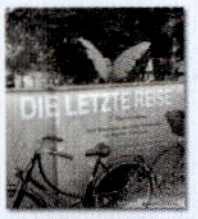

Die letzte Reise.
Eine Reise über deutsche Friedhöfe von Sylt bis Konstanz.
Clemens Menne
978-3-927372-76-4 9,99 € ~~24,00 €~~

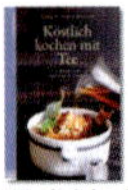

Köstlich kochen mit Tee.
Einfache und inspirierende Rezepte.
Tanja Bischof | Harry Bischof
978-3-942772-76-1 4,99 € ~~8,95 €~~

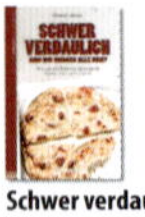

Schwer verdaulich.
Wie uns die Ernährungsindustrie mästet und krank macht.
Pierre Weill
978-3-942772-40-2 12,95 €

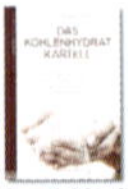

Das Kohlenhydratkartell.
Über die Diätkatastrophe, die finsteren Machenschaften der Zuckerlobby und Wege aus dem Diätendschungel.
Clifford Opoku-Afari
978-3-942772-39-6 12,95 €

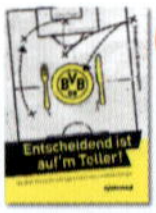

NEU

Entscheidend ist auf'm Teller!
Das BVB-Prinzip für optimale Fitness und maximale Energie.
Frank Fligge | Jola Jaromin-Bowe
978-3-95814-040-0 19,99 €

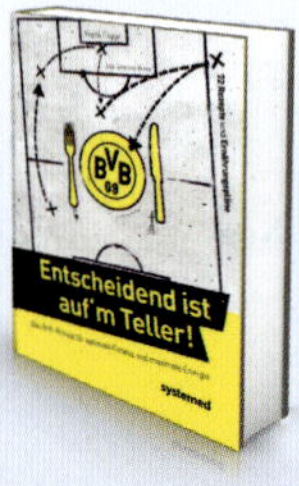

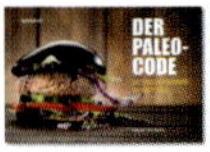

Der Paleo-Code.
Das Steinzeit-Programm.
Romy Dollé
978-3-927372-86-3 19,99 €

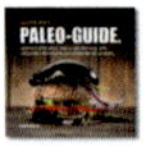

NEU

Paleo-Guide.
Kompaktes Basiswissen, Tabellen und praktische Tipps zum leichten Einstieg in ein Leben im Einklang mit den Genen.
Susanne Bader
978-3-95814-036-3 7,99 €

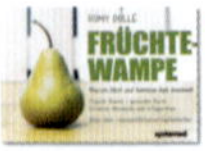

NEU

Früchtewampe.
Warum Obst und Gemüse dick machen!
Romy Dollé
978-3-942772-83-9 19,99 €

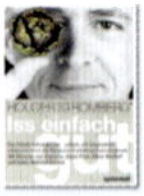

Iss einfach gut.
Das Prinzip Nahrungskette – einfach und pragmatisch erklärt vom Koch der Deutschen Fußballnationalmannschaft.
In Hardcover-Luxusausführung mit Moleskine Gummi und Saisonkalender als DIN-A3-Poster
Holger Stromberg
978-3-942772-50-1 14,99 € ~~18,99 €~~

Bestellen Sie direkt beim Verlag. Versandkostenfreie Lieferung.
Alle bereits erschienenen Bücher sind sofort lieferbar.
Mehr Infos zum Programm, zu den Autoren und zu weiteren Neuerscheinungen finden Sie auf www.systemed.de.

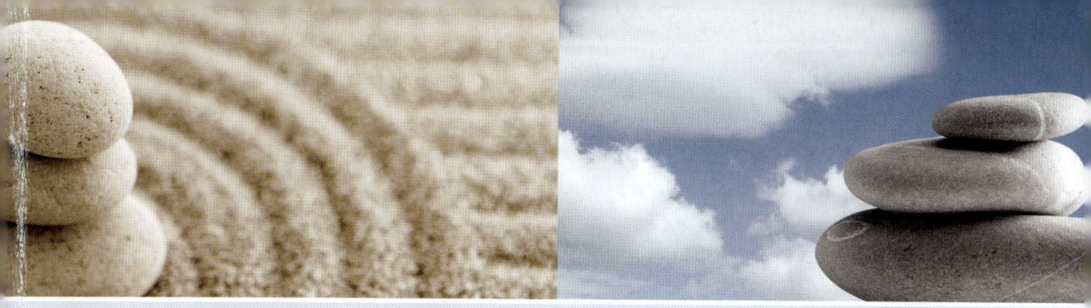

Yoga & Achtsamkeit

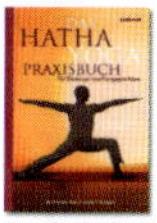

Das Hatha Yoga Praxisbuch.
Für Einsteiger und Fortgeschrittene.
Marcel Anders-Hoepgen
978-3-95814-035-6 **29,99 €**

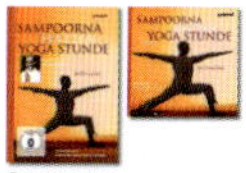

Sampoorna Hatha Yoga Stunde. (DVD)
Stufe 1
Marcel Anders-Hoepgen
978-3-927372-64-1 **17,95 €**

Sampoorna Hatha Yoga Stunde. (CD)
Stufe 1
Marcel Anders-Hoepgen **9,79 €**
978-3-927372-65-8 ~~14,95 €~~

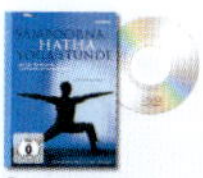

Sampoorna Hatha Yoga Stunde. (DVD)
Leichte Mittelstufe
Schwerpunkt: Dehnung der Hüften
Marcel Anders-Hoepgen
978-3-942772-04-4 **17,95 €**

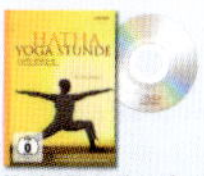

Hatha Yoga Stunde. (DVD)
Leichte Mittelstufe
Schwerpunkt: Kraftaufbau
Marcel Anders-Hoepgen
978-3-927372-84-9 **17,99 €**

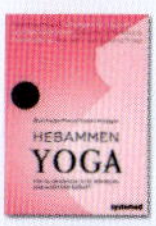

Hebammen Yoga.
Übungen zur Geburtsvorbereitung und Rückbildung. ***Inkl. Mantra-Audio-CD.***
Marcel Anders-Hoepgen **5,99 €**
978-3-927372-99-3 ~~19,99 €~~

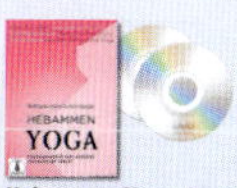

Hebammen Yoga. (Doppel-DVD)
Übungen zur Geburtsvorbereitung und Rückbildung.
Marcel Anders-Hoepgen
978-3-942772-03-7 **16,95 €**

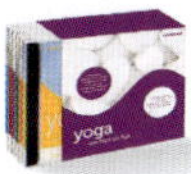

Yoga von Kopf bis Fuß.
5-Minuten-Übungen aus dem Sampoorna Hatha Yoga.
Die Box beinhaltet:
- Augenentspannung (CD)
- Gleichgewicht (CD)
- Oberen Rücken stärken (CD)
- Unteren Rücken stärken (CD)
- Bauchmuskulatur stärken (CD)

Marcel Anders-Hoepgen **15,00 €**
978-3-942772-45-7 ~~30,00 €~~
(erhältlich solange der Vorrat reicht)

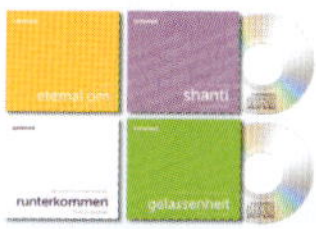

Nada-Yoga-Musik-Reihe.
Marcel Anders-Hoepgen

Eternal OM (CD)
978-3-942772-16-7 9,99 €
Shanti (CD)
978-3-942772-29-7 9,99 €
Runterkommen (CD)
978-3-942772-17-4 9,99 €
Gelassenheit (CD)
978-3-942772-15-0 9,99 €

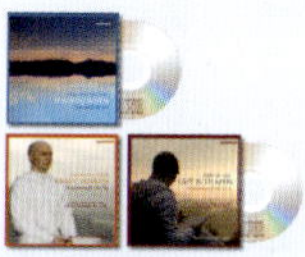

Marcel Anders-Hoepgen
Besser schlafen. (CD)
Entspannung für die Nacht.
978-3-942772-25-9 **9,99 €**
Gut schlafen. (CD)
Entspannung für die Nacht.
978-3-927372-62-7 **9,95 €**
Kraft tanken. (CD)
Entspannung für den Tag.
978-3-927372-61-0 **7,99 €**

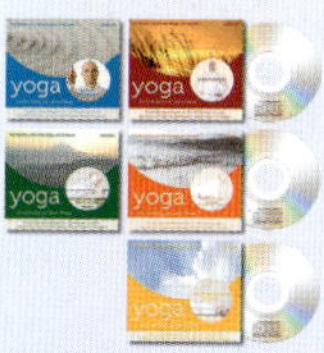

Marcel Anders-Hoepgen
Augenentspannung (CD)
978-3-927372-71-9 8,95 €
Gleichgewicht (CD)
978-3-927372-72-6 8,95 €
Oberen Rücken stärken (CD)
978-3-927372-73-3 8,95 €
Unteren Rücken stärken (CD)
978-3-927372-74-0 8,95 €
Bauchmuskulatur stärken (CD)
978-3-927372-75-7 8,95 €

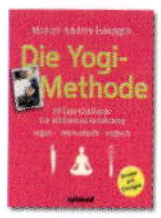

Die Yogi-Methode.
30-Tage-Challenge zur achtsamen Ernährung.
Vegan – ayurvedisch – yogisch.
Marcel Anders-Hoepgen
978-3-942772-69-3 **19,99 €**

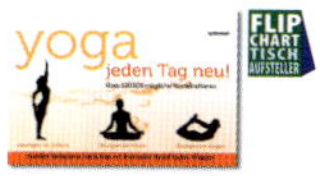

Yoga: Jeden Tag neu!
Über 100.000 mögliche Kombinationen für Übungseinheiten à 5 bis 10 Minuten.
Marcel Anders-Hoepgen **13,99 €**
978-3-927372-69-6 ~~28,00 €~~

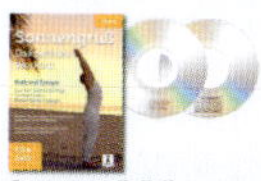

Sonnengruß, Teil 1. (DVD + CD)
Das perfekte Workout.
Marcel Anders-Hoepgen **9,99 €**
978-3-927372-77-1 ~~16,95 €~~

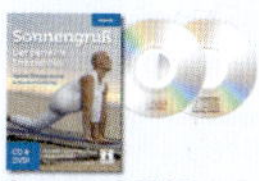

Sonnengruß, Teil 2. (DVD + CD)
Der perfekte Stressabbau.
Marcel Anders-Hoepgen **9,99 €**
978-3-927372-97-9 ~~16,95 €~~

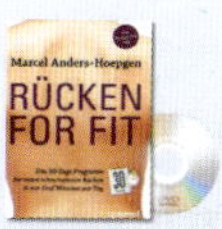

Rücken for fit.
Das 30-Tage-Programm für einen schmerzfreien Rücken in nur fünf Minuten pro Tag. ***Inklusive Übungs-DVD.***
Marcel Anders-Hoepgen **14,99 €**
978-3-942772-53-2 ~~19,99 €~~

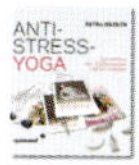

Anti-Stress-Yoga.
Kartenbox mit 18 Rezepten und 56 Asanas.
Petra Orzech
978-3-942772-85-3 **14,99 €**

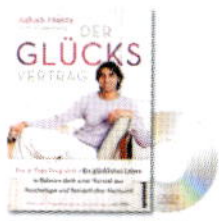

Der Glücksvertrag
Das 21-Tage-Programm. Ein glückliches Leben in Balance dank einer Formel aus Psychologie und fernöstlicher Heilkunst. ***Inklusive DVD.***
A. Mehta | G. Brüggemann **5,99 €**
978-3-942772-14-3 ~~19,99 €~~

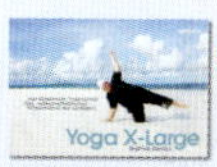

NEU

Yoga X-Large.
Auch Dicke können Yoga machen!
Yoga- und Bewusstheitsübungen für Menschen mit Plus-Size-Körpern.
Birgit Feliz Carrasco
978-3-942772-77-8 **17,99 €**

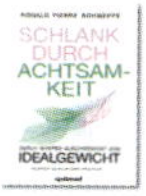

BEST-SELLER

Schlank durch Achtsamkeit.
Durch inneres Gleichgewicht zum Idealgewicht.
Ronald Pierre Schweppe
978-3-942772-90-7 **14,99 €**

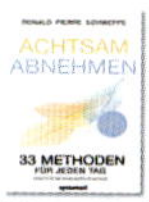

Achtsam abnehmen.
33 Methoden für jeden Tag.
Ronald Pierre Schweppe
978-3-942772-99-0 **12,99 €**

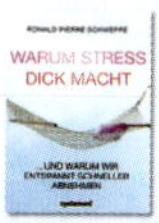

Warum Stress dick macht
… und warum wir entspannt schneller abnehmen.
Ronald Pierre Schweppe **9,75 €**
978-3-942772-51-8 ~~12,99 €~~

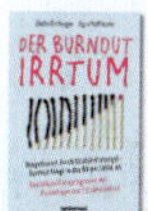

Der Burnout-Irrtum
Ausgebrannt durch Vitalstoffmangel – Burnout fängt in der Körperzelle an! Das Präventionsprogramm mit Praxistipps und Fallbeispielen.
Uschi Eichinger | Kyra Hoffmann
978-3-942772-06-8 **19,99 €**

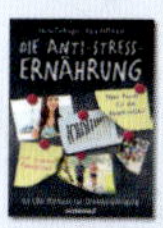

Die Anti-Stress-Ernährung.
Die LOGI-Methode zur Stressbewältigung. Mehr Power für die Körperzellen.
Uschi Eichinger | Kyra Hoffmann
978-3-942772-67-9 **19,99 €**

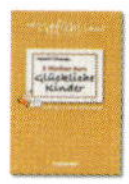

NEU

Glückliche Kinder.
Erziehung in Liebe und Achtsamkeit.
Aus der Reihe »mitGefühl«
Ronald Pierre Schweppe
978-3-95814-000-4 **7,99 €**

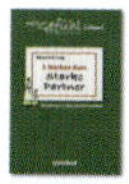

NEU

Starke Partner.
Beziehung in Liebe und Achtsamkeit.
Aus der Reihe »mitGefühl«
Aljoscha Long
978-3-95814-001-1 **7,99 €**

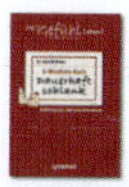

NEU

Dauerhaft schlank.
Ernährung mit Liebe und Achtsamkeit.
Aus der Reihe »mitGefühl«
Dr. Julia Bollwein
978-3-95814-002-8 **7,99 €**

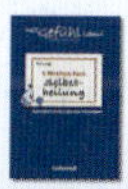

NEU

Selbstheilung.
Gesundheit durch Liebe und Achtsamkeit.
Aus der Reihe »mitGefühl«
Fei Long
978-3-95814-003-5 **7,99 €**

systemed Verlag
Kastanienstraße 10
D-44534 Lünen
Telefon 02306 63934
Telefax 02306 61460
www.systemed.de
faltin@systemed.de

systemed verlag

Impressum

Redaktion: systemed Verlag, Lünen
systemed GmbH, Kastanienstr. 10, 44534 Lünen

Fotografie: Seiten 4, 7, 10, 11, 27, 28, 29
Studio L'Eveque, München

Übrige Seiten und Titel
Studio Reiner Schmitz, München

Titel, Gestaltung, Satz: A flock of sheep, Lübeck

Druck: Florjancic Tisk d.o.o., Slowenien
ISBN: 978-3-942772-42-6

4. Auflage

Hinweis. Alle Informationen und Hinweise, die in diesem Buch enthalten sind, wurden von den Autoren nach bestem Wissen erarbeitet und von ihnen und dem Verlag mit größtmöglicher Sorgfalt überprüft. Unter Berücksichtigung des Produkthaftungsrechts müssen wir allerdings darauf hinweisen, dass inhaltliche Fehler und Auslassungen nicht völlig auszuschließen sind. Für etwaige fehlerhafte Angaben können die Autoren, Verlag und Verlagsmitarbeiter keinerlei Verpflichtung und Haftung übernehmen. Korrekturhinweise sind jederzeit willkommen und werden gerne berücksichtigt.

systemed verlag